あなたの睡眠の質をチェックしてみましょう。

- □ ベッドや布団に入っても、なかなか眠れない
- □ ぐっすり眠れた感じがしない
- □ 夜中に目が覚めることがよくある
- □ 目覚めがスッキリしない
- □ 昨日の疲れが取れず、休めた感覚がない
- □ 日中に眠くなることがよくある

あてはまる項目がいくつありましたか？
多ければ多いほど、あなたの睡眠は悪くなっている可能性があります。
もしかすると、**睡眠の老化が始まっているのかもしれません。**
もしくは、**すでに老化しているのかもしれません。**

体の老化と同じように、睡眠も老化します。特徴は、次の４つです。

❶寝つきが悪くなる
❷夜中に起きてしまう回数、時間が増える
❸起きるのが早くなる
❹ぐっすり眠った、休めた感覚が乏しい

4つの特徴は、そのまま不眠の
4つの症状として現れるようになります。

❶ 入眠困難

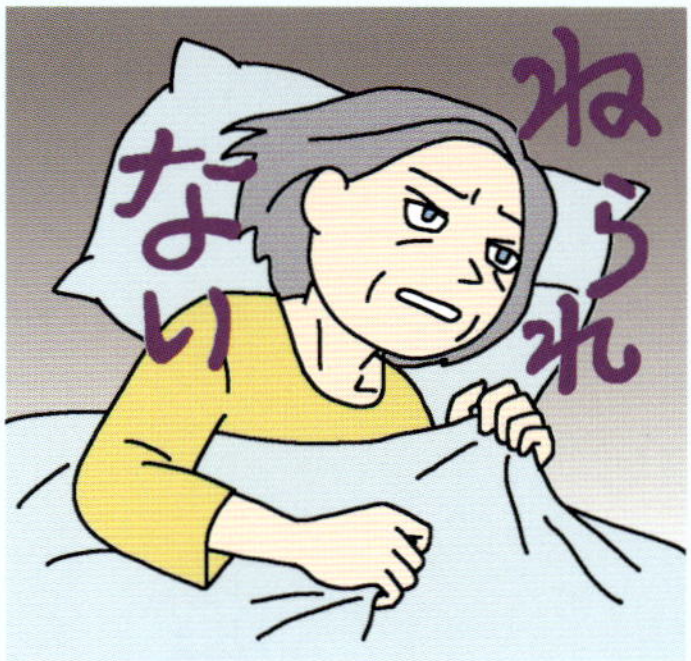

寝床についても、
眠るまでに時間がかかる

❷ 中途覚醒

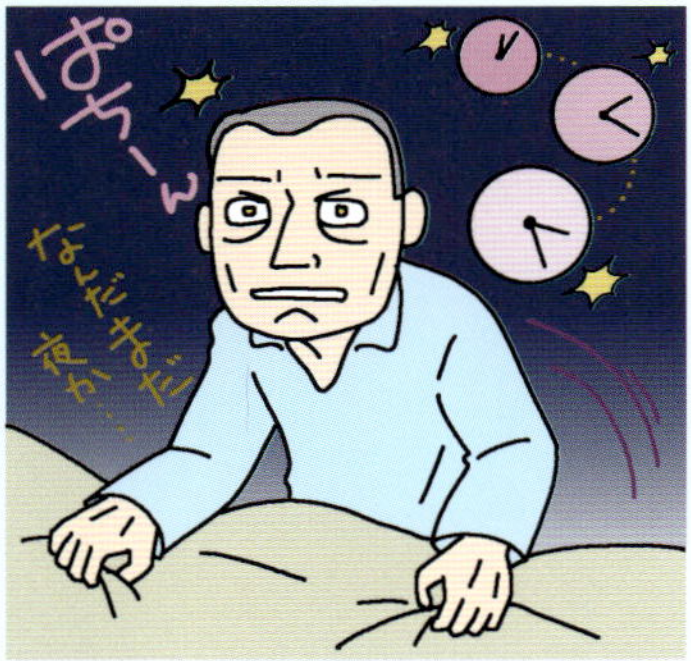

夜中に目が
覚めることが多い

❸ 早朝覚醒

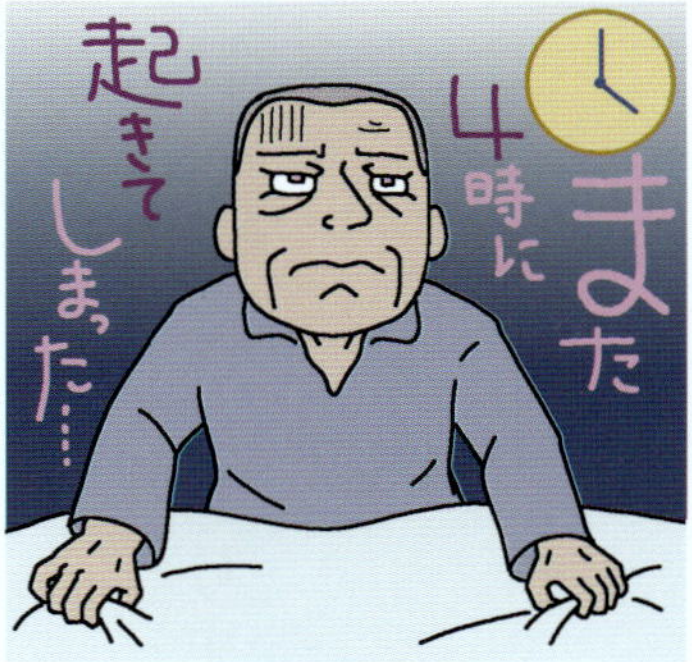

朝早く目が覚めて、
そのまま起きてしまう

❹ 睡眠休養感の低下

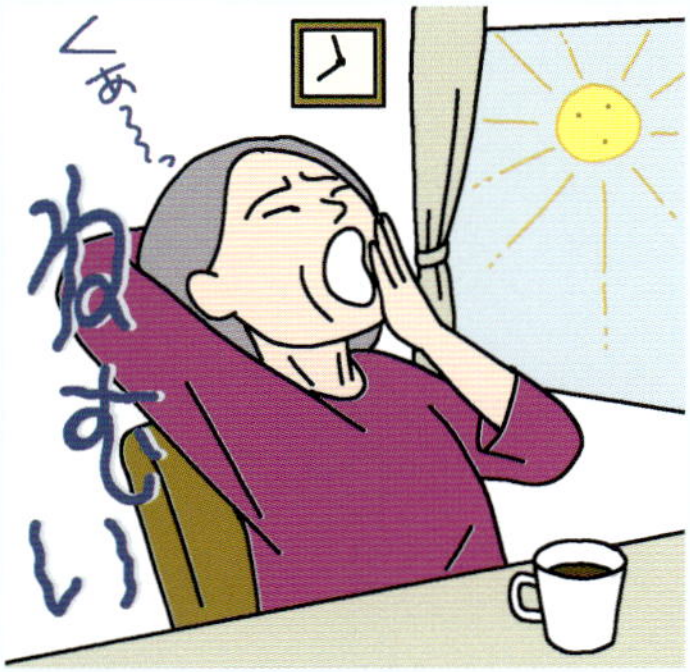

ゆっくり休めた
感じがしない

眠れない日が続くと、体はどんどん衰えていきます。
悪い睡眠は健康に悪い影響を与えるからです。

たとえば、
生活習慣病の元凶である**肥満になりやすくなります。**
血圧が上昇し、脳卒中や心筋梗塞《こうそく》などの発症リスクが高まります。
免疫力が低下して、感染症にかかりやすくなります。
血糖値が高くなり、糖尿病の発症につながります。
脳のゴミを掃除できなくなり、**認知症を予防できなくなります。**

加齢とともに気になりはじめた体の不調は、
睡眠の老化による不眠が原因かもしれません。

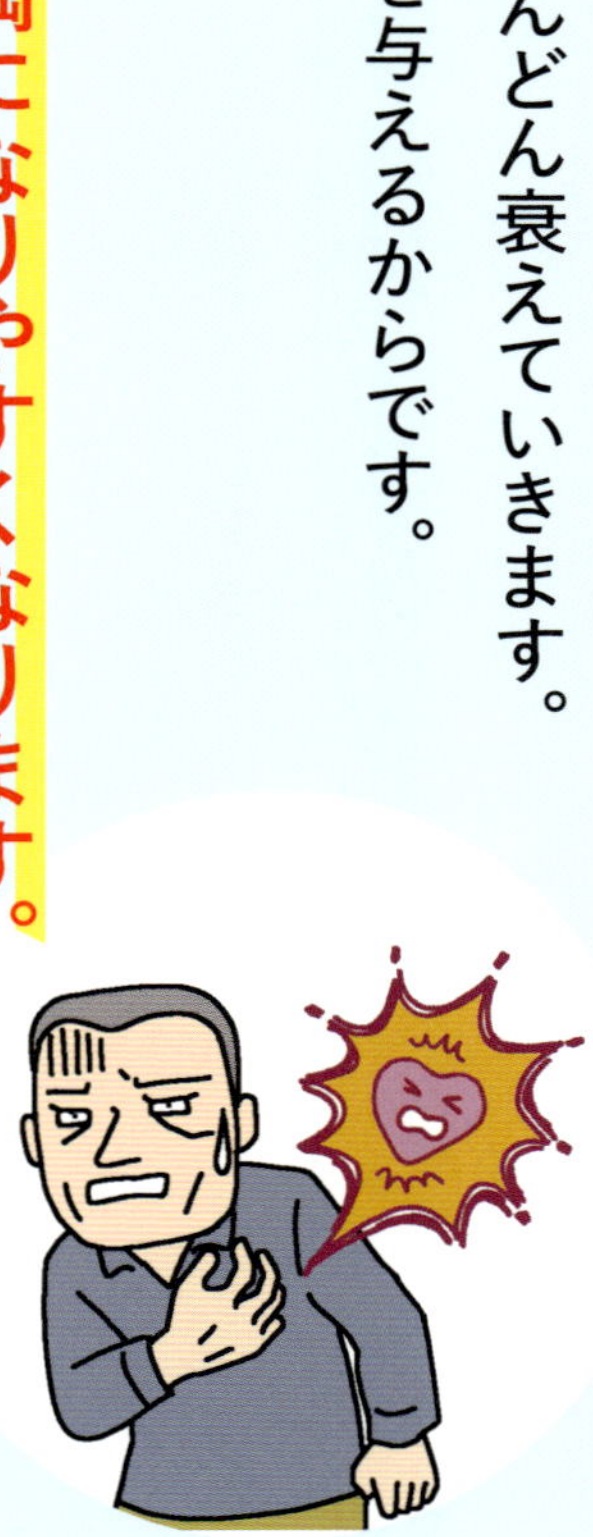

悪い睡眠をそのままにしていると、
体の老化と同じように、睡眠の老化も止まることはありません。
老化を食い止める、または進行をゆるやかにするには、
睡眠によい生活を始めることです。

そのヒントは、**光、運動、そして食事**です。
本書では、よく眠れる食事を中心に紹介することにします。
1日3回（2回の人もいるかもしれませんが）の食事を
睡眠がよくなる食べ物や食べ方に切り替えていく。
その積み重ねが、あなたの眠りを変えることになります。

睡眠がよくなる食べ物をあげると、
たとえば、**眠りに欠かせないホルモンや神経伝達物質づくりの材料**となるのが、乳製品、豆腐や納豆などの大豆製品、ナッツ類、それから、肉類や魚類、きのこ類、キウイフルーツ、バナナなど。

睡眠時間が延びるだけでなく、
深い睡眠が増える青魚。
寝つきがよくなる鶏肉、豆類、大豆製品、緑茶……。
超朝型を解消するシジミ……。
朝の目覚めがよくなる鶏の軟骨やエビ、カニ……。

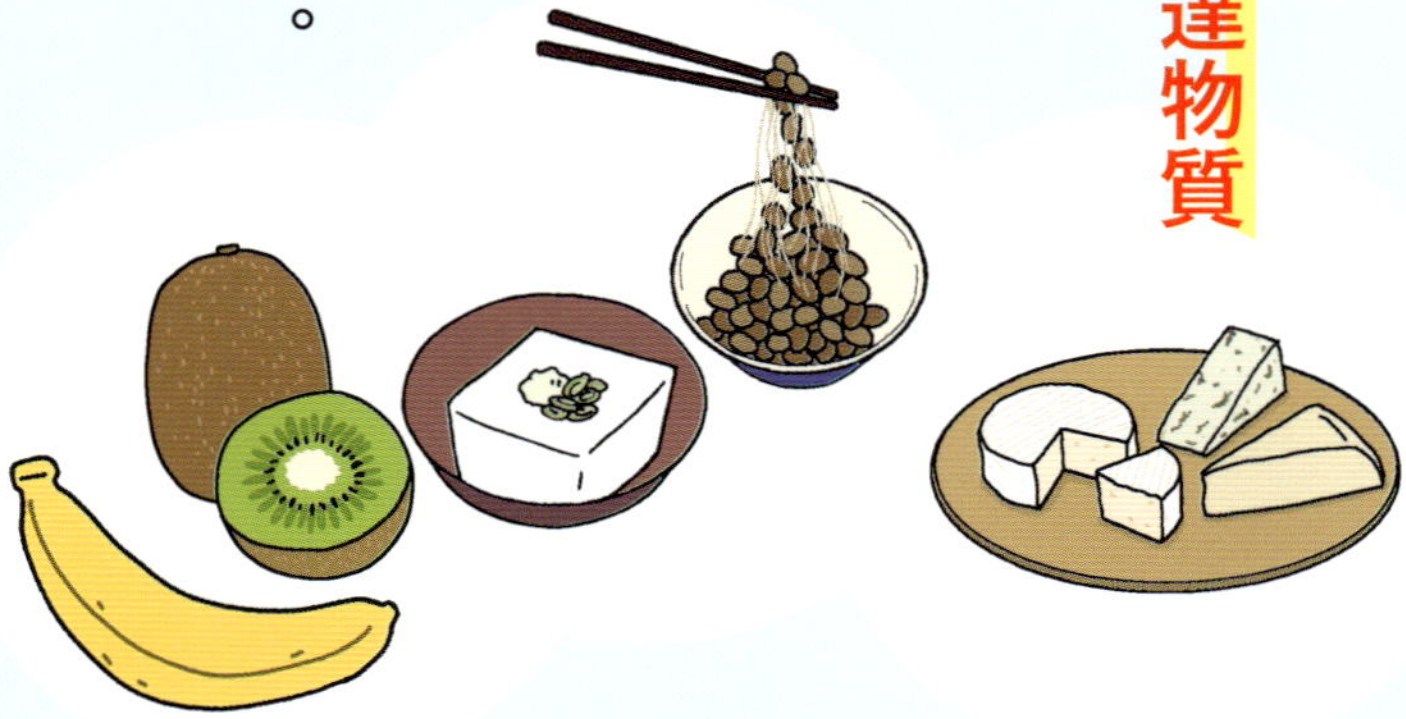

睡眠がよくなる食べ方もいろいろとわかってきています。
朝はたんぱく質を摂ったほうがいい、
朝の主食はパンよりお米がいい、
日本型の朝食は理想の食事、
夕食を食べたら、せめて1時間は起きていること……。

食べ物も食べ方も、
次の食事から実践できるものばかりです。
睡眠によい生活を、まずは食事から始めてみましょう。
それから、生活そのものを見直してみましょう。
熟睡できる体に少しずつ変わってきます。

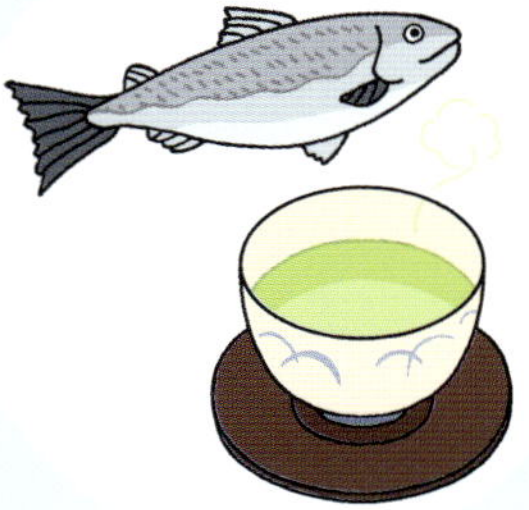

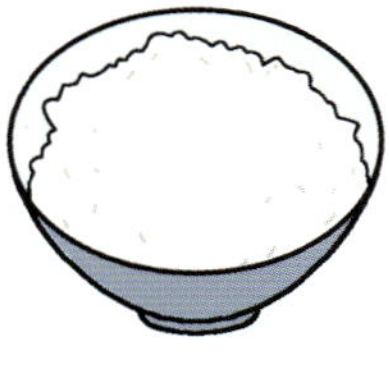

はじめまして、精神科医の西多昌規《にしだまさき》です。

精神科医が睡眠の本?と思われる人もいるかもしれません。
しかし、心の病と睡眠は密接に関連しています。というのは、
心の病を患う人のほとんどが睡眠の問題を抱えているからです。
心の病は、数値や画像で客観的に判断しづらい病気です。
そのため、治療している医師も、治療を受けている患者さんも、
その治療効果を実感するのが難しいところがあります。
その点、睡眠は数値化できますし、日々結果を確認することもできます。
脳波を検査すると、睡眠状態を数値化することもできます。
スマートウォッチなどで睡眠を簡便に測ることも可能になってきました。

医師も、患者さんも、治療効果に手ごたえを感じながら前に進める。
それが睡眠の改善です。よく眠れるようになると、心の負担も軽くなります。
睡眠が治らないと、心の病も治らない。私はそう思っています。

本書では、心の病を治すために取り組んでいる睡眠がよくなる方法を、食事を中心に紹介したいと思います。

すぐに効果がはっきりする薬と違って、食事の効果は明確に自覚しづらいものです。しかし食事は、1年に365日×3回＝1095回もくり返す、健康にとってとても重要な生活習慣です。即効性がなさそうだからといって、決して軽視してはいけません。

また、本書を読めば気づくと思いますが、睡眠によい食事は、健康全般によい内容でもあります。

完璧に守ることはムリですが、本書の内容を少しでも頭に置いていただければ、睡眠だけでなく、健康な生活を送れると思います。

元気に生きるために、そして健康で長生きするために、睡眠の時間をよりよいものにする参考にしていただければ幸いです。

第1章 睡眠が老化すると、体はどんどん衰える

第2章 科学的にわかってきた睡眠がよくなる食べ物

第3章 よく眠るための食事タイミング

第4章 100歳まで健康に生きるための眠りのコツ

第1章

睡眠が老化すると、体はどんどん衰える

睡眠も老化する。加齢とともに、ぐっすり眠れなくなる

長く眠れない、ぐっすり眠れない、何度も目が覚めて長時間続けて眠れない、朝3時頃になると目が覚めてしまう……。そんな悩みがあるとしたら、もしかすると、あなたの睡眠は老化しているかもしれません。

年を取ると、疲れやすくなったり、集中力が続かなくなったり、髪が白くなったりするなど、誰でも体のあちこちに老化現象が現れるようになります。実は、**若い頃と同じように眠れなくなるのも、老化のひとつ**です。

睡眠も老化します。

眠れなくて困っている人は、まず、この事実を受け入れることが大切です。**うまく眠れないのは自然なことと理解するだけで、気持ちがらくになります。**

もちろん、老化だからといってそのままにしておきましょう、というわけではあり

ません。悪い睡眠が長く続くと、健康を損なうリスクにつながることもあるからです。

体の老化の進行に個人差があるように、**睡眠の老化も、日々の生活を改めることでゆるやかにできます。**その方法は、第2章以降で話していくことにします。その前に、第1章では、年を取ると眠れない人が増える理由と、眠れない日が続くと体にどんな悪い影響を与えるのかについて話していくことにしましょう。

年を取ると眠りの悩みが増えるのは、**加齢とともに、睡眠の構成が少しずつ変わってくる**からです。

睡眠について調べたことがある人なら、「ノンレム睡眠」と「レム睡眠」という言葉はご存じだと思います。

改めて説明すると、レム睡眠とは、眠っているけれども目がキョロキョロと動いている（急速眼球運動）状態のことをいいます。そのため、レム睡眠時は、体は休息していても脳は活発に働いていると考えられています。

ノンレム睡眠は、文字通り、レム睡眠以外の睡眠状態のことをいい、体も脳も休息していると考えられています。

「ノンレム睡眠は深い眠り」と理解している人もいるようですが、ノンレム睡眠は眠りの深さによって3段階に分けられます。1、2段階目は浅いノンレム睡眠、3段階目は徐波《じょは》睡眠と呼ばれる深いノンレム睡眠です。

私たちの睡眠は、ノンレム睡眠とレム睡眠で構成されていて、**眠りにつくと浅いノンレム睡眠が始まり、続いて深いノンレム睡眠に入り、レム睡眠へ移行**します。その後、再びノンレム睡眠に移り、またレム睡眠へと移行します。

この**ノンレムからレムへの移行を、ひと晩に3〜5回くり返します。**

また、睡眠の前半は深いノンレム睡眠の割合が多く、後半になるにつれて浅いノンレム睡眠とレム睡眠の割合が多くなります。

ところが、**年を取ると、このノンレム睡眠とレム睡眠のバランスが少しずつ変化**して、深いノンレム睡眠がどんどん少なくなってきます。

要するに、**眠りが浅くなる**のです。

そのため、ぐっすり眠れていない感覚があったり、夜中にちょっとした物音で起きたりすることが増えるようになるのです。

健康な人のひと晩の睡眠構造

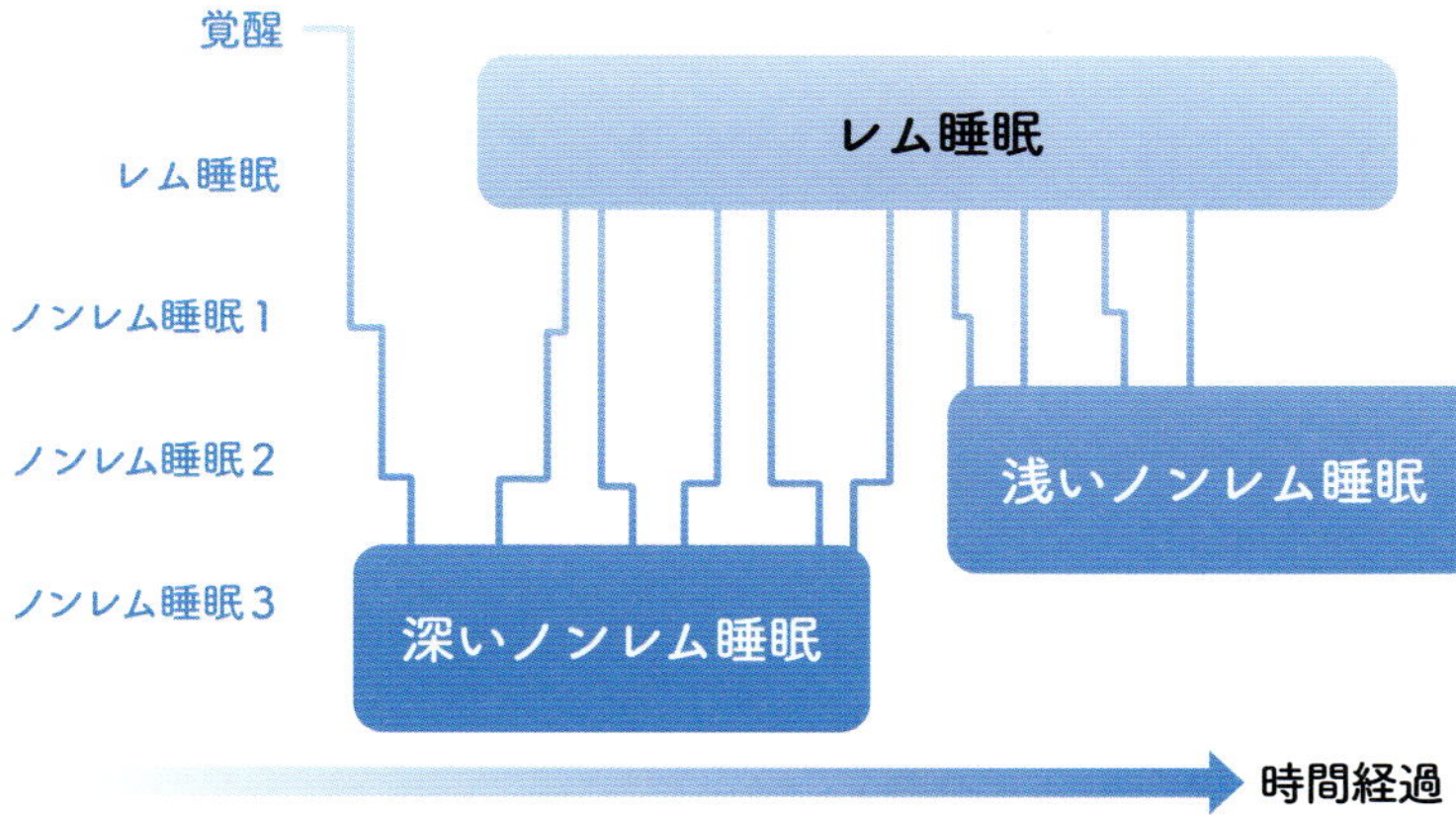

年を取ると、深いノンレム睡眠が減る

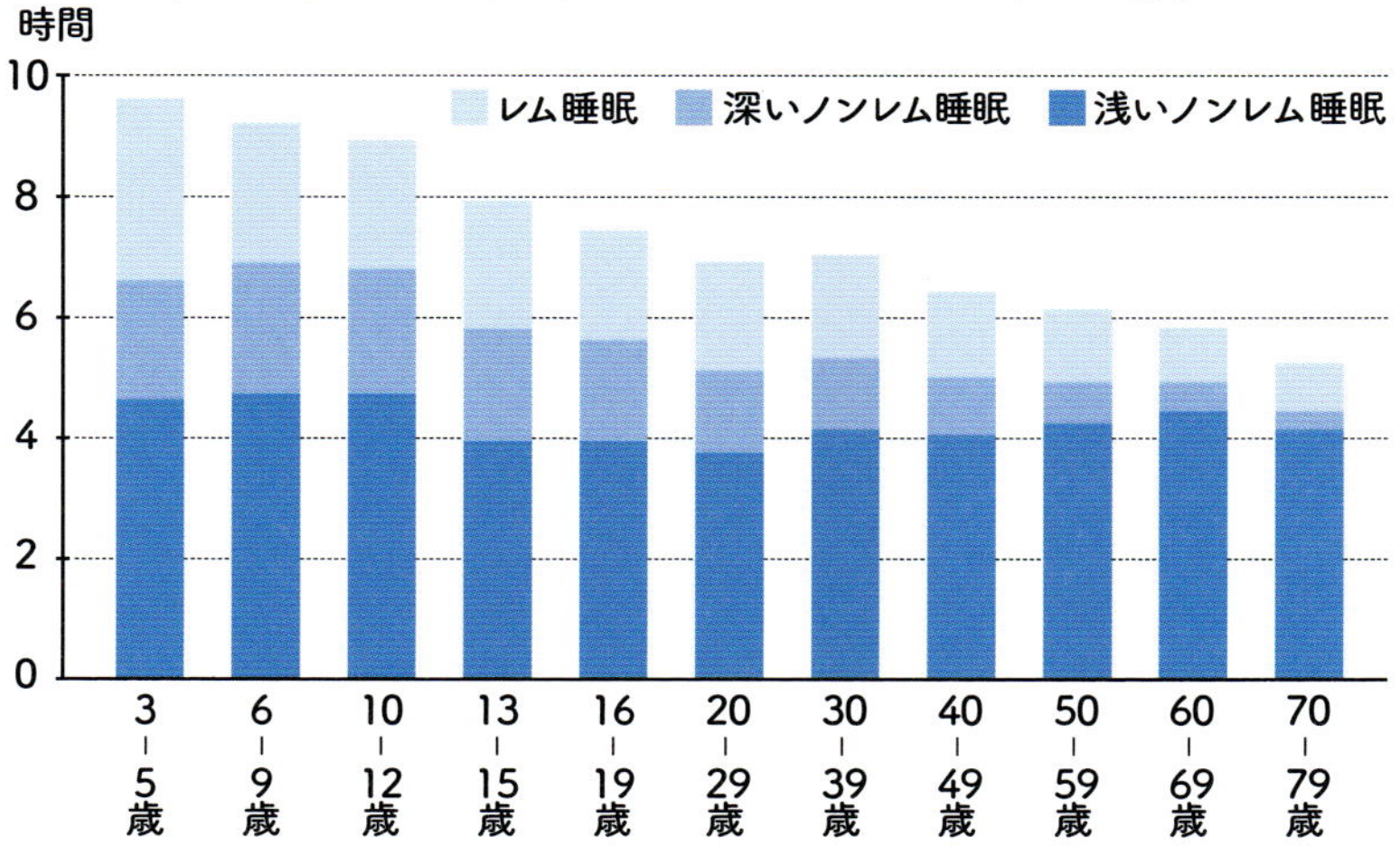

出典：Roffwarg HP et al.Science.1966

睡眠が老化すると、長い時間眠れなくなる

年を取ると、睡眠の構成が変わるだけでなく、必要な睡眠の量も変わります。というのは、年を取ると、日中の活動量も代謝も低下するからです。日中に使うエネルギー量が減れば、体と脳を休ませる時間が少なくなるのは自然なこと。**若い頃と同じ時間眠れないからといって、「眠った気がしない」とか、「睡眠が足りない」などと不安になることはない**のです。

不安になるのは、高齢になるほど睡眠効率が悪くなるからです。

睡眠効率は、「実際の睡眠時間÷寝床にいた時間×100」で算出されます。**85％以上なら睡眠の満足度が高い**といわれていて、低くなるほど「眠れていない」感覚が大きくなります。

つまり、寝床に入ったらすぐに寝つき、目覚めたらサッと寝床から出る、そんな睡

年齢とともに寝床にいるだけの時間が長くなる！

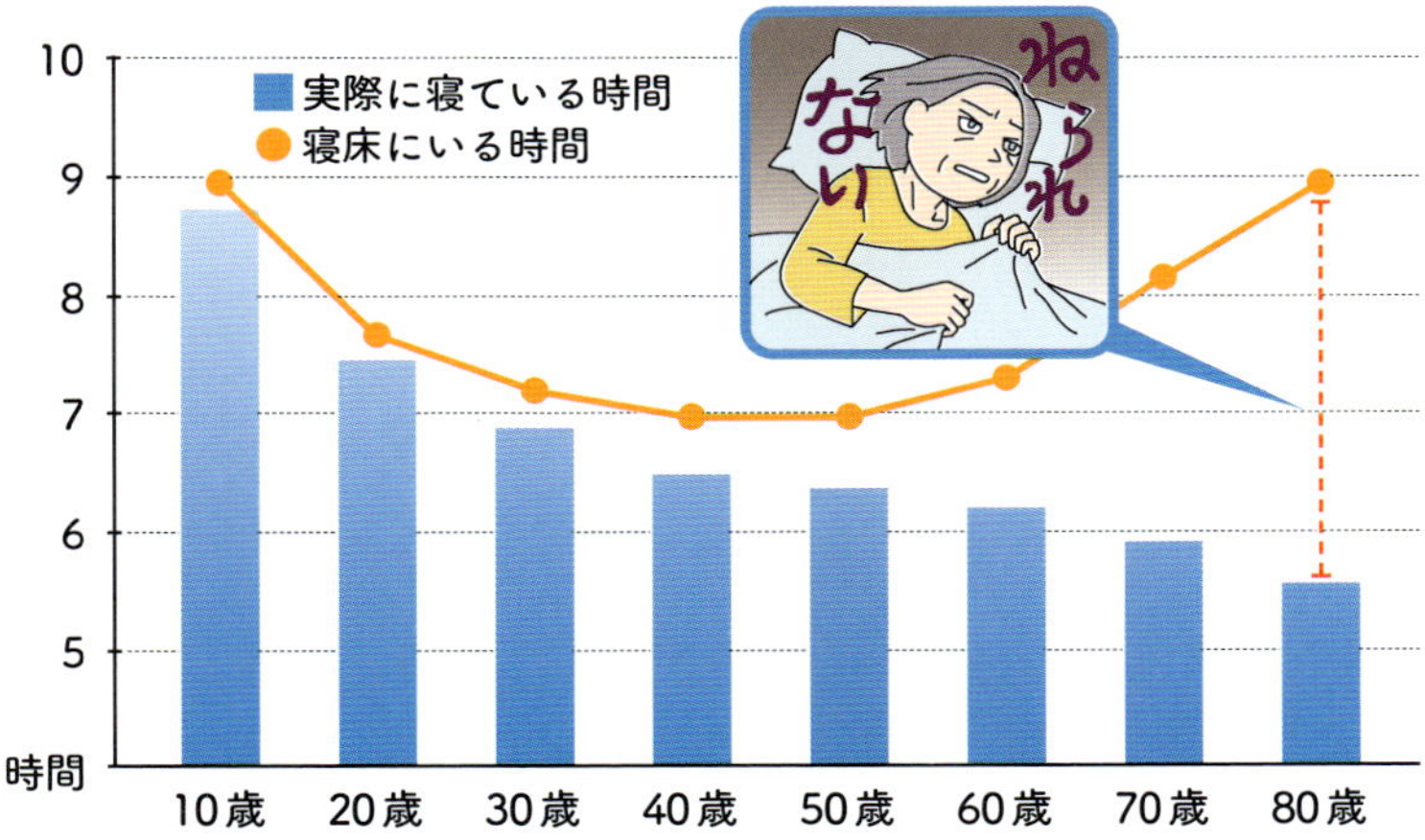

出典：Ohayon MM et al. Sleep. 2004

眠なら「ぐっすり眠れている」「目覚めがスッキリしている」という感覚があるということです。

ところが、**年を取るほど、ベッドや布団で横になっても眠れない時間が多くなります。**

なぜなら、若い頃と同じくらい眠らなくてもいいのに、寝床にいる時間は変わらないからです。

寝床にいても眠れなければ、「眠れた」よりも「眠れなかった」と感じるのは当然なのです。

60歳以上の約3割は睡眠障害

年を取ると眠りの悩みが増えるのは、加齢とともに睡眠障害を発症する人が増えるからでもあります。**60歳以上の約3割は、なんらかの睡眠障害を有しているる**といわれています。

高齢者の睡眠障害として多いのは、まず**「不眠症」**です。

症状には、以下のようなものがあります。

①寝床に入ってもなかなか眠れない（入眠障害）

②夜中に何度も目が覚める（中途覚醒《かくせい》）

③朝早く目が覚めてしまい、そのまま起きている（早朝覚醒）

こうした症状が続き、日常生活に影響が出ている人は不眠症です。

ただし、①〜③の症状があるからといって、必ずしも不眠症というわけではありません。ときどき症状が現れることがあっても、日常生活に影響が出ていなければ不眠症ではありません。

不眠症でないにもかかわらず、「私は眠れない病気を患っている」と思っている状態を、「思い込み不眠」といいます。私は、「元気な不眠タイプ」と呼ぶこともあります。精神科医として判断すると、**不眠症というより「不安症」**です。

こういうタイプの人は、本書で紹介する、食事を中心とした生活習慣に改めることで睡眠が改善することがよくあります。

「眠れない」といっていても、実は眠れているという人は多くいらっしゃいます。病院でひと晩寝てもらって睡眠ポリグラフ検査（睡眠状態を客観的に調べる検査）を受けてもらうと、正常だったというケースはよくあります。

あなたの「よく眠れない」も、もしかすると、睡眠状態を誤認しているのかもしれません。ぐっすり眠れていないと思っても、日中いつものように生活できているとしたら、その可能性があります。

高齢になるほど多くなる、レストレスレッグス症候群（むずむず脚症候群）

高齢者に多い睡眠障害には、「**レストレスレッグス症候群**」もあります。「**むずむず脚症候群**」といったほうが聞いたことがあるかもしれません。

レストレスレッグス症候群とは、夕方から深夜にかけて、主に脚にむずむずするような不快感が生じる病気です。不快感は脚を動かすといったんは消えますが、じっとしていると、またむずむずしてきます。

そのため、寝床に入っても、なかなか眠りに就くことができません。また、寝つけたとしても眠りが浅くなっている高齢の人は、その不快感に敏感に反応し、さらに眠りが浅くなります。

レストレスレッグス症候群は、男性より女性に多く、鉄欠乏性貧血や、腎《じん》不全による人工透析を受けている人に多いことも知られています。

睡眠時無呼吸症候群は、気管の老化現象

「睡眠時無呼吸症候群」も、高齢者に多い睡眠障害です。

睡眠時無呼吸症候群とは、睡眠中に一時的に呼吸が止まったり、著しく弱くなったりする状態がくり返される病気です。

無呼吸とは10秒以上息が止まる状態のことをいい、その間は血中に酸素が運ばれません。そして、苦しくなって無意識のうちに覚醒《かくせい》します。つまり、寝ている間に脳が目覚めてしまうのです。

睡眠時無呼吸症候群と診断される睡眠中の無呼吸回数は、1時間に5回以上、もしくは7時間に30回以上。寝ているときにこれだけ頻繁に脳が目覚めれば、ぐっすり眠れることはないと思います。

それが、翌日の日中の強い眠気や倦怠《けんたい》感などにつながることになります。また、睡

眠中に体内の酸素が不足しがちになるため、体のあらゆる部位に負担をかけることにもなります。**最悪の場合は、脳卒中や心筋梗塞《こうそく》など、命にかかわる病気を引き起こす**こともあります。

睡眠時無呼吸症候群（閉塞性《へいそく》）は、空気の通り道である気道が狭くなったり、閉塞したりすることで無呼吸状態が発生します。**大きな原因といわれるのは肥満ですが、加齢による気道の老化も、そのひとつ。**睡眠時無呼吸症候群は、体の老化から引き起こされる、睡眠の老化ということができるでしょう。

夜中のトイレで睡眠が途切れるのも、体の老化から引き起こされる睡眠の老化です。年を取ると夜中にトイレへ行く回数が増えるのは、寝ているときに尿の生産をおさえるホルモンの分泌《ぶんぴつ》が加齢とともに悪くなるからです。また、加齢によって尿をつくる腎《じん》機能が低下したり、男性の場合は前立腺《せん》が肥大したりすることで、やはり夜中のトイレが多くなります。

眠りが悪くなると、太りやすい体になる

ぐっすり眠れない、夜中に何度も起きる、睡眠時間が短い……。そんな眠りの悩みをそのままにしておくと、睡眠だけの問題ではなくなります。なぜなら、**悪い睡眠は、どんどん体を蝕んでいく**ことになるからです。

たとえば、よく眠れない日が続くと、あらゆる生活習慣病の引き金になるといわれる「肥満」につながります。**眠りが悪くなると、太りやすい体になる**のです。

原因は、食欲をコントロールしているホルモンの乱れです。

体のさまざまな働きを調節している化学物質であるホルモンのほとんどは、睡眠と体内時計の影響を受けて、分泌が時間によって変動しています。必要なときに必要な量のホルモンが分泌されることで、体の状態が保たれているのです。

食欲をコントロールするホルモンといわれるのが、脂肪でつくられる食欲をおさえ

る「レプチン」と、胃でつくられる食欲を増進させる「グレリン」です。

よく眠れているときは、この２つのホルモンがバランスよく分泌《ぶんぴつ》されていて、食べすぎないようにうまくコントロールされています。

しかし、**慢性的な睡眠不足になると、レプチンは低下し、グレリンは上昇**します。つまり、**空腹を感じやすくなり、食欲をおさえられなくなる**ということです。最近の研究では、たった１日の睡眠不足でも、レプチンが低下し、グレリンが上昇することがわかってきています。

アメリカのコロンビア大学の１万８０００人を対象とした研究では、睡眠時間が７〜８時間の人と比べて、６時間睡眠の人は肥満になる確率が23％高まるという報告もあります。４時間以下の睡眠だと、なんと73％も高まるということでした。

最近太ってきたと思っている人は、加齢や運動不足などが理由かもしれませんが、もしかすると「よく眠れていない」ことが原因かもしれません。以前と比べて、食べる量が増えていませんか。

睡眠時間が少ない人ほど太りやすくなる

7～8時間睡眠と比べた肥満になる確率

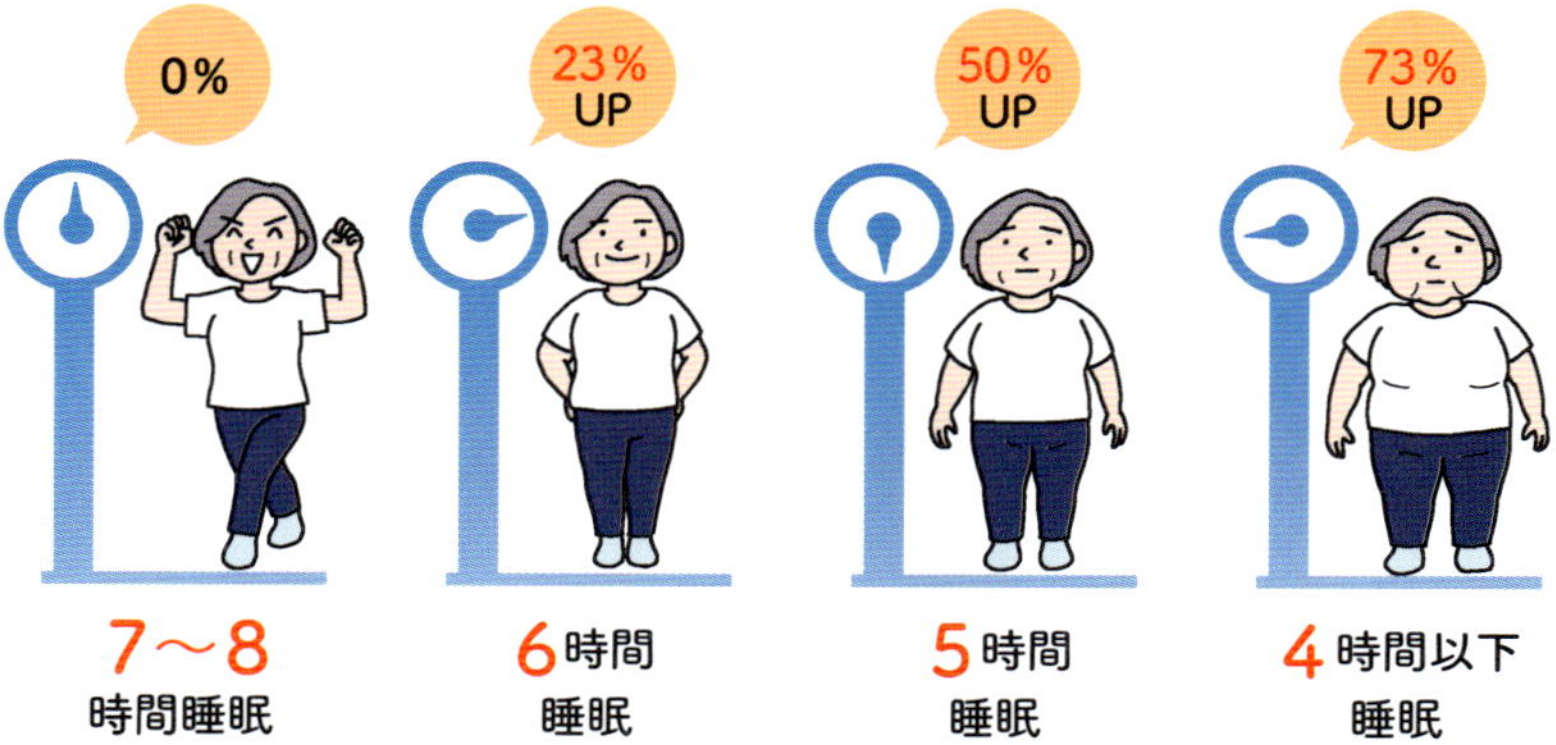

出典：Gangwisch JE et al. Sleep. 2005

睡眠不足が続くと食欲が高まる

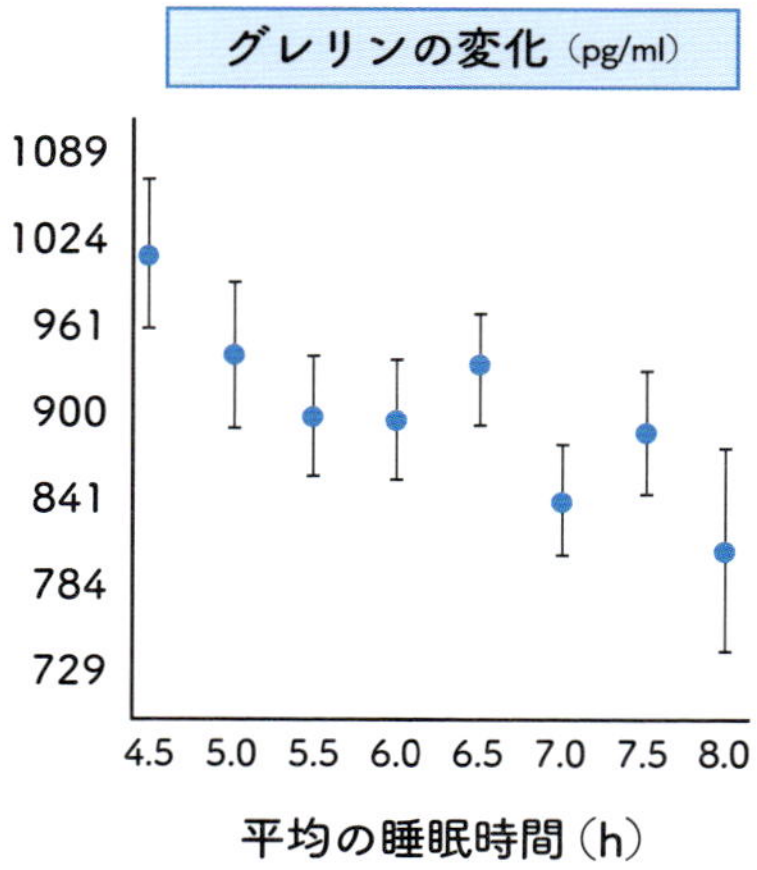

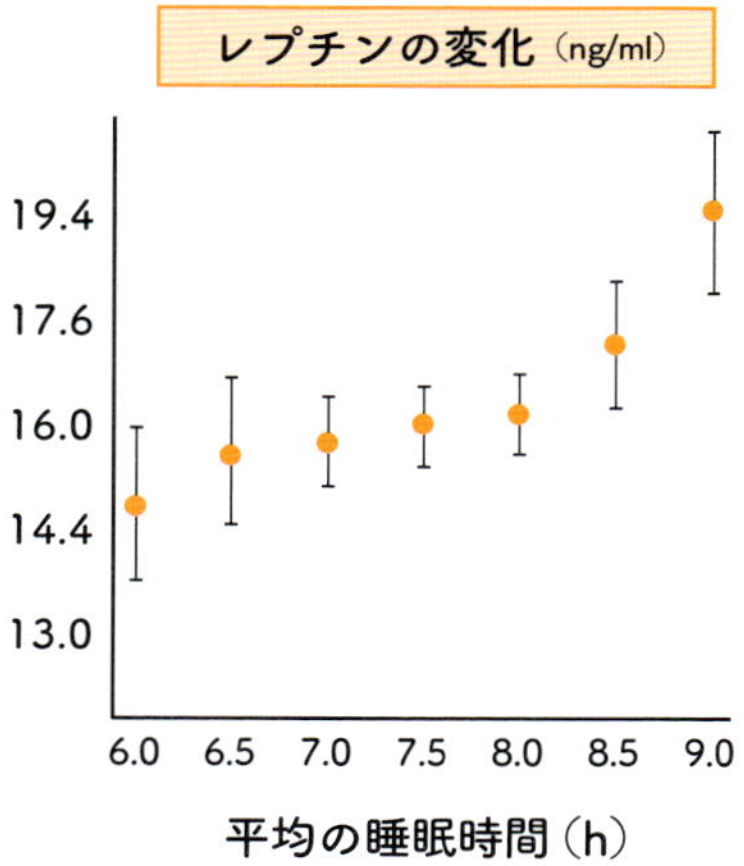

出典：Taheri S et al. PLoS Med. 2004

慢性的な睡眠不足で、血圧が高くなる

よく眠れなくなると、血圧も高くなります。

これまで睡眠不足と血圧との関係ははっきりしたことはわかっていませんでしたが、アメリカのシカゴ大学の研究者チームらによる追跡調査によって、**慢性的な睡眠不足が長期にわたると血圧が上がりやすくなる**ことがわかってきました。**特に中高年の人では、顕著に上がりやすくなる**といいます。これには、加齢による血管の老化（柔軟性の喪失）も影響していると考えられます。

十分な睡眠が取れないと血圧が高くなるのは、体が眠れていないことをストレスに感じ、対抗するために交感神経が活発になるからです。交感神経が活発になると、心拍数が増加し、血管が収縮して血圧が上昇します。

脳卒中や心筋梗塞《こうそく》など致命的な病気のリスクを上げる大きな要因である高血圧は、自覚症状がないだけに要注意です。

睡眠が短いほど血圧も上昇する!

睡眠時間別の５年間の血圧の変化

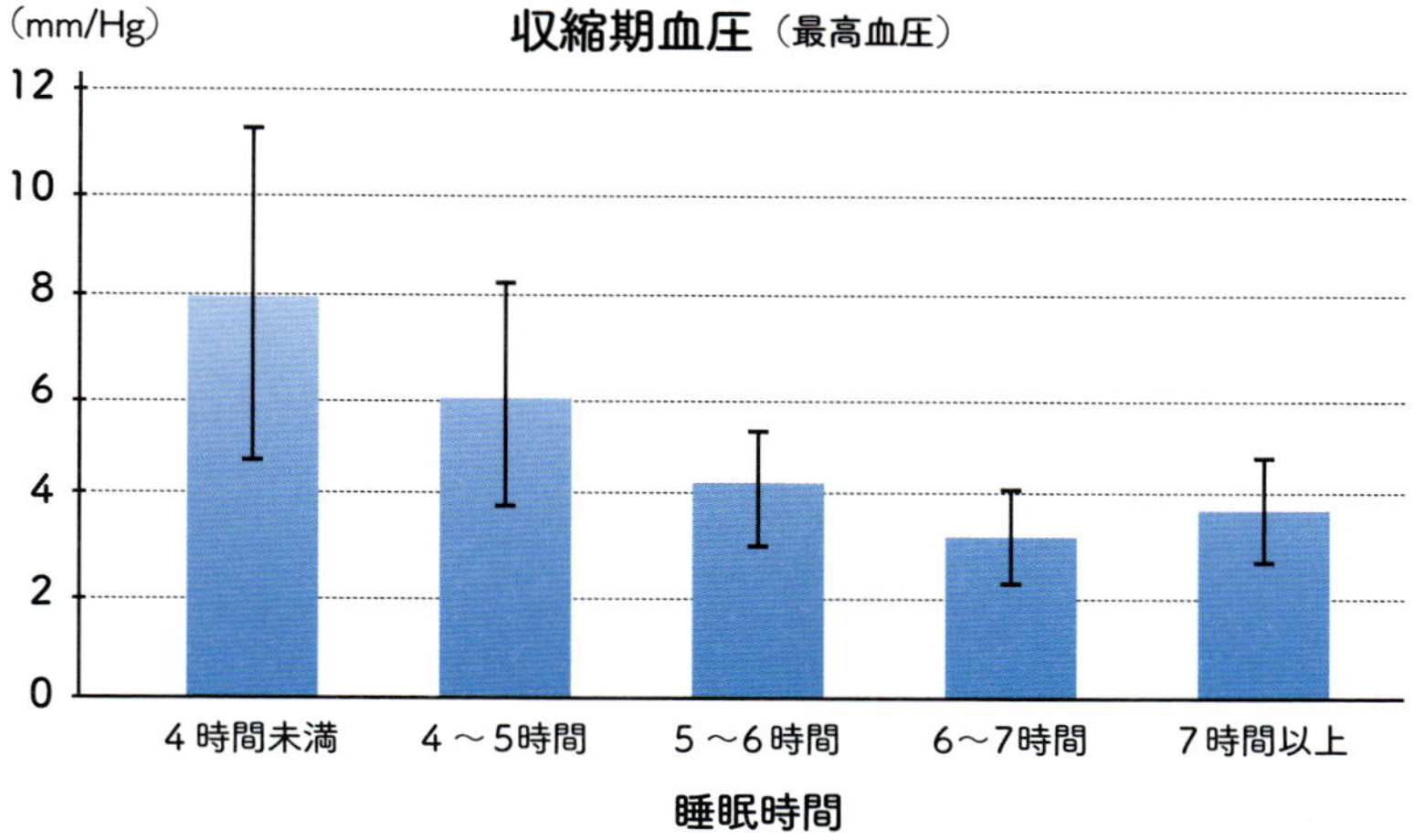

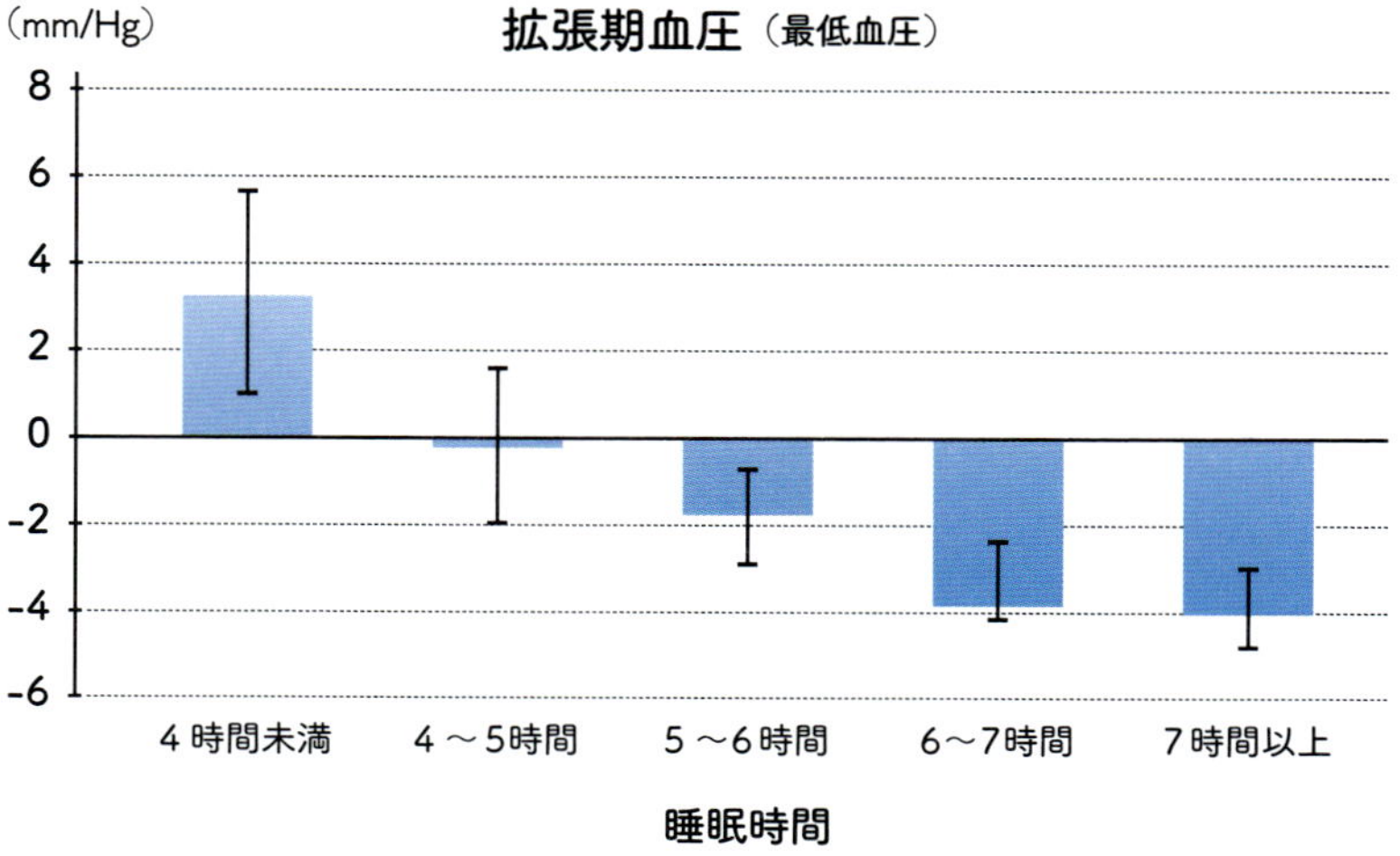

出典：Knutson KL et al. Arch Intern Med. 2009

風邪を引きやすい人は、睡眠が老化しているかも？

眠りの悩みをそのままにしていると、免疫力も低下します。

免疫とは、細菌やウイルスといった病原体などから私たちの体を守る、生まれつき備わっている防御システムです。

このシステムがきっちり働いてくれることで、私たちは健康な毎日を送ることができています。

しかし、睡眠不足が続くと、このシステムの力が低下します。**細菌やウイルスを撃退する力が弱くなり、感染症にかかりやすくなる**のです。

睡眠不足と免疫力の関係を示すデータはたくさんあります。

たとえば、アメリカのカリフォルニア大学 サンフランシスコ校の研究グループは、人間に実際に風邪ウイルスを感染させる実験を行いました。

睡眠時間が短い人ほど風邪をひきやすい

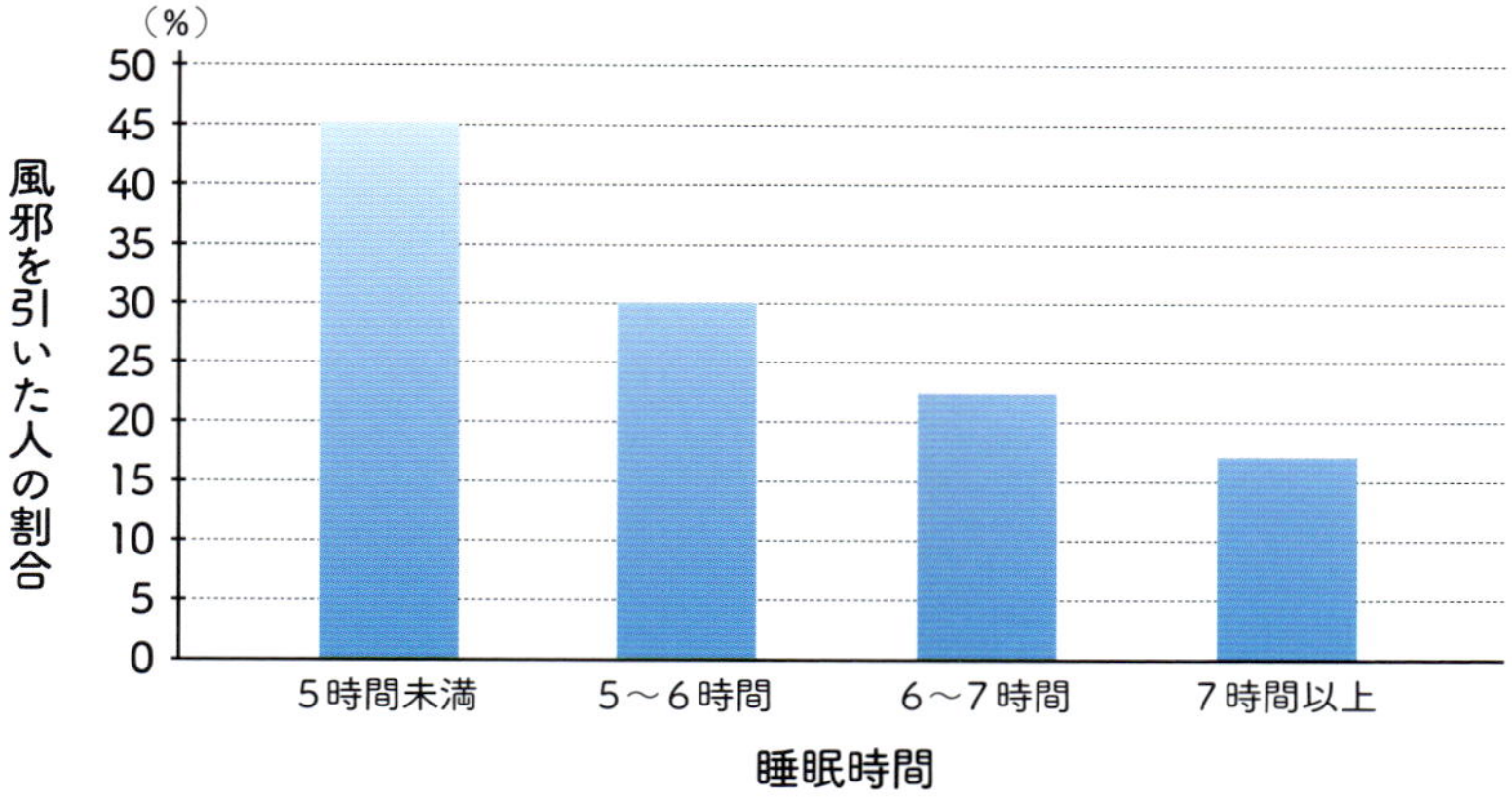

出典：Prather AA et al. Sleep. 2015

それまでの平均睡眠時間が5時間未満の人は、7時間睡眠の人と比べて、約4・5倍もせきや鼻水など風邪症状を発症することが示されました。

若い頃と比べると風邪を引きやすくなったと感じる人は、もしかすると、あなたの睡眠に問題があるのかもしれません。

睡眠時間が5時間未満でも、9時間以上でも死亡リスクが急上昇

よく眠れなくなると、太りやすくなり、血圧が上がり、免疫力も低下します。

さらに、**睡眠不足が続くとインスリン抵抗性（インスリンは分泌《ぶんぴつ》されているのに、うまく働かない状態）が高まり、糖尿病のリスクにつながります。**また、**慢性的な睡眠不足では動脈硬化が進み、循環器疾患《しっかん》のリスクが上がる**ことも示されています。

また最近では、9時間以上など寝すぎても死亡リスクが上がるなど、健康に有害であるデータが多く報告されています。ただ、おそらく9時間すべてぐっすり寝ているわけではなく、質の悪い睡眠がダラダラ続いて、寝床にいる時間が長くなっているためだと考えられます。

睡眠時間が5時間未満になる（特に男性）、あるいは睡眠時間9時間以上でも死亡リスクが急激に上がるデータは、眠れない、あるいは質の悪い睡眠を放置することがいかに体に悪い影響を与えるのかを表していると思います。

「眠れない」から始まる負の連鎖

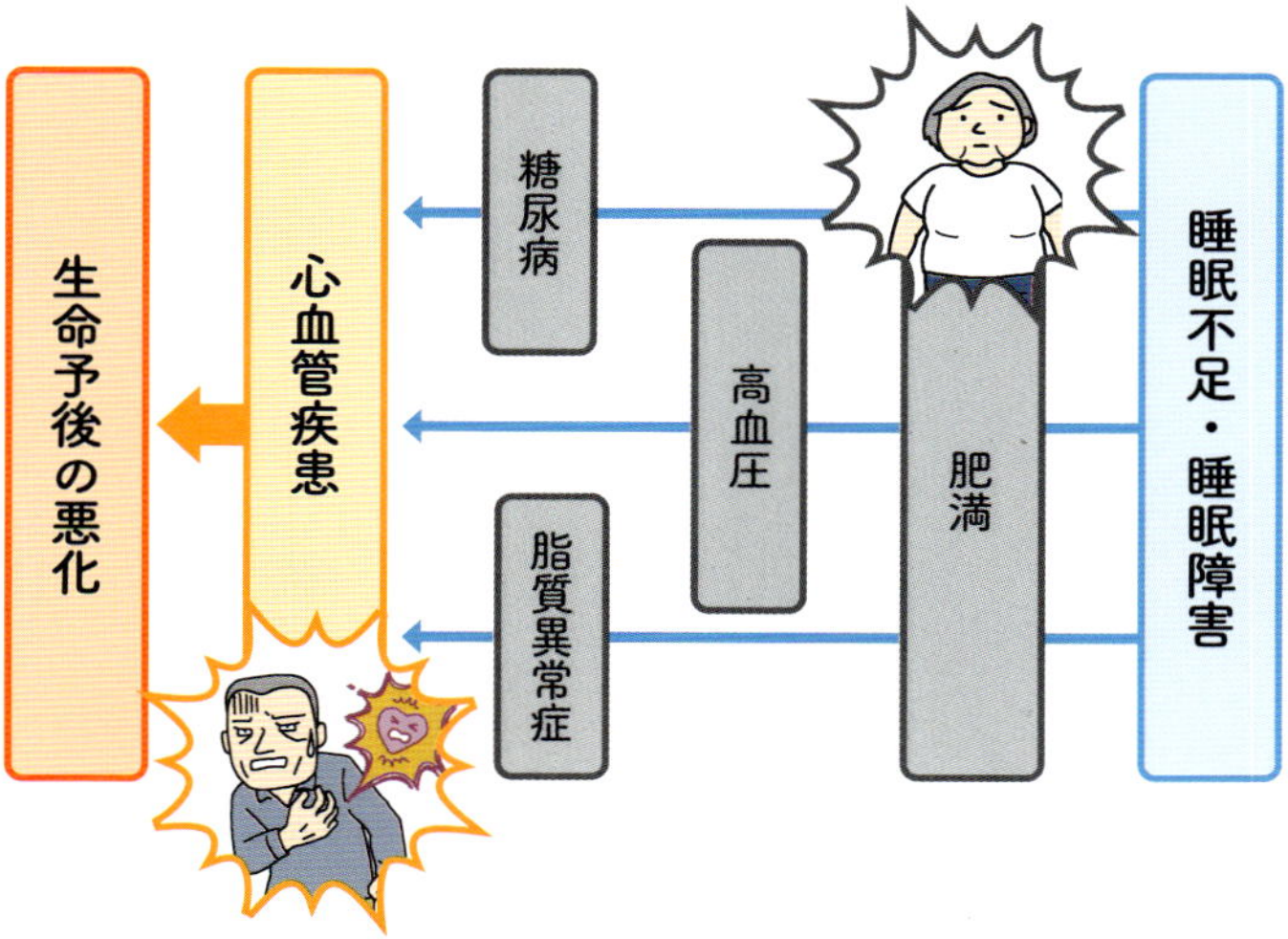

睡眠は長くても短くてもダメ！

睡眠時間と総死亡率

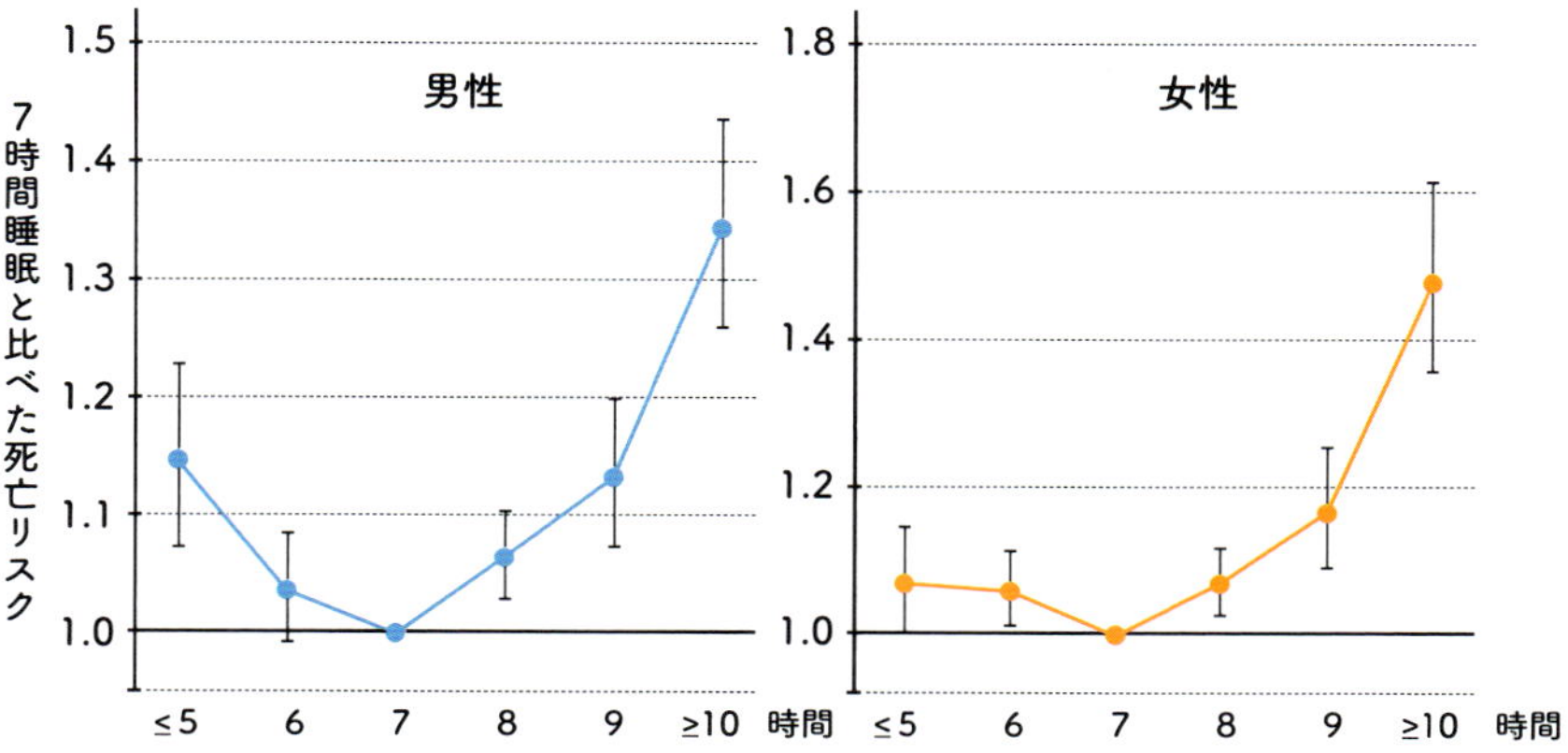

出典：Nagata C et al. JAMA Netw Open. 2021

睡眠が老化すると、脳のゴミを洗い流せなくなる

年を取ると気になるのは、認知症もそうでしょう。厚生労働省によると、**2040年には65歳以上の約15％、6・7人に1人が認知症になる**といわれています。とても他人事とは考えられない時代です。

睡眠は、この認知症にも悪い影響を与えていることが少しずつわかってきています。なかでも、もっとも興味深いのは、**ノンレム睡眠中に「脳のゴミ処理」が行われている**ということです。

この処理システムは、リンパ系のような働きをグリア細胞が代行することから「グリンパティックシステム」と呼ばれていて、寝ているときに、脳内にある老廃物を脳脊髄液《せきずい》という液体で洗い流しています。

ノンレム睡眠は脳が休息する時間と考えられていましたが、脳のメンテナンスの時間としても使われていたのです。

日本人の認知症の約7割は、「アルツハイマー型認知症」といわれます。その原因として現段階で考えられているのが、脳のゴミといわれる「アミロイドβ《ベータ》」と「タウ」というたんぱく質です。

この2つのたんぱく質が除去されずに蓄積され、脳の神経細胞にダメージを与えることで記憶力や思考力が低下すると考えられています。この2つのたんぱく質を洗い流すのもグリンパティックシステムです。

しかし、先ほどノンレム睡眠中にシステムが稼働すると話しましたが、もっとも機能するのは、深いノンレム睡眠のとき。つまり、**睡眠の老化で深いノンレム睡眠が減ると、それだけアミロイドβとタウが脳に蓄積されやすくなる**ということです。

だからこそ、**睡眠の老化を遅らせる必要がある**のです。

認知症予防のためには、適度に運動したり、健康的な食事をしたり、知的活動をしたり、社会との交流を絶やさなかったりすることが重要などといわれますが、よい睡眠を取ることも認知症の予防になります。

個人差が大きい睡眠。重視するのは「時間」ではなく「質」

人は年を取るほど個人差が大きくなります。高齢になればなるほど、年齢を聞いて「えっ？」と聞き間違えたかと思うほど若々しい人もいれば、10歳も20歳も年を取って見える人もいます。

睡眠の老化もまた、年を取るほど個人差が大きくなります。いくつになってもぐっすり眠れる人がいる一方で、どんどん眠りが悪くなる人もいます。

その差は、そのまま健康に結びつきます。

ここまで話してきたように、よく眠れなくなると、あらゆる病気の発症につながり、健康寿命を短くするリスクを高めます。逆に、**睡眠の老化を遅らせることができれば、いつまでも健康でいられる確率が高くなります。**

睡眠の老化をゆるやかにする「よい睡眠」とは、1に「質」、2に「時間」です。

あなたは、日本人の睡眠時間がほかの国と比べると短いことをご存じですか？　実は、ＯＥＣＤの調べによると、先進32カ国中で最下位です。

しかし、日本人の平均寿命は世界でトップクラスです。厚生労働省の発表（２０２４年）によると、女性が87・14歳、男性が81・09歳。この事実からいえるのは、睡眠時間が長ければ長生きできるわけではないということです。

もちろん、睡眠の質を高めることができたとしても、若い頃とまったく同じような睡眠に戻るわけではありません。筋力トレーニングをしたからといって、若い頃と同じスピードでは走れませんよね。睡眠だって同じです。

大切なのは、「昨日はよく休めた」「今日は体が軽い」「今日はよく休めた」などと思える日を増やすことです。 難しい言葉を使うならば、「主観的な睡眠の質の改善」です。少しずつで十分です。

眠りに対する不安がなくなれば、睡眠の質はさらによくなります。睡眠の質がよくなれば、健康にかかわるあらゆるリスクを軽減できます。

第2章からは、そのための方法を紹介しましょう。

日本は先進32カ国中で睡眠時間が一番短い！

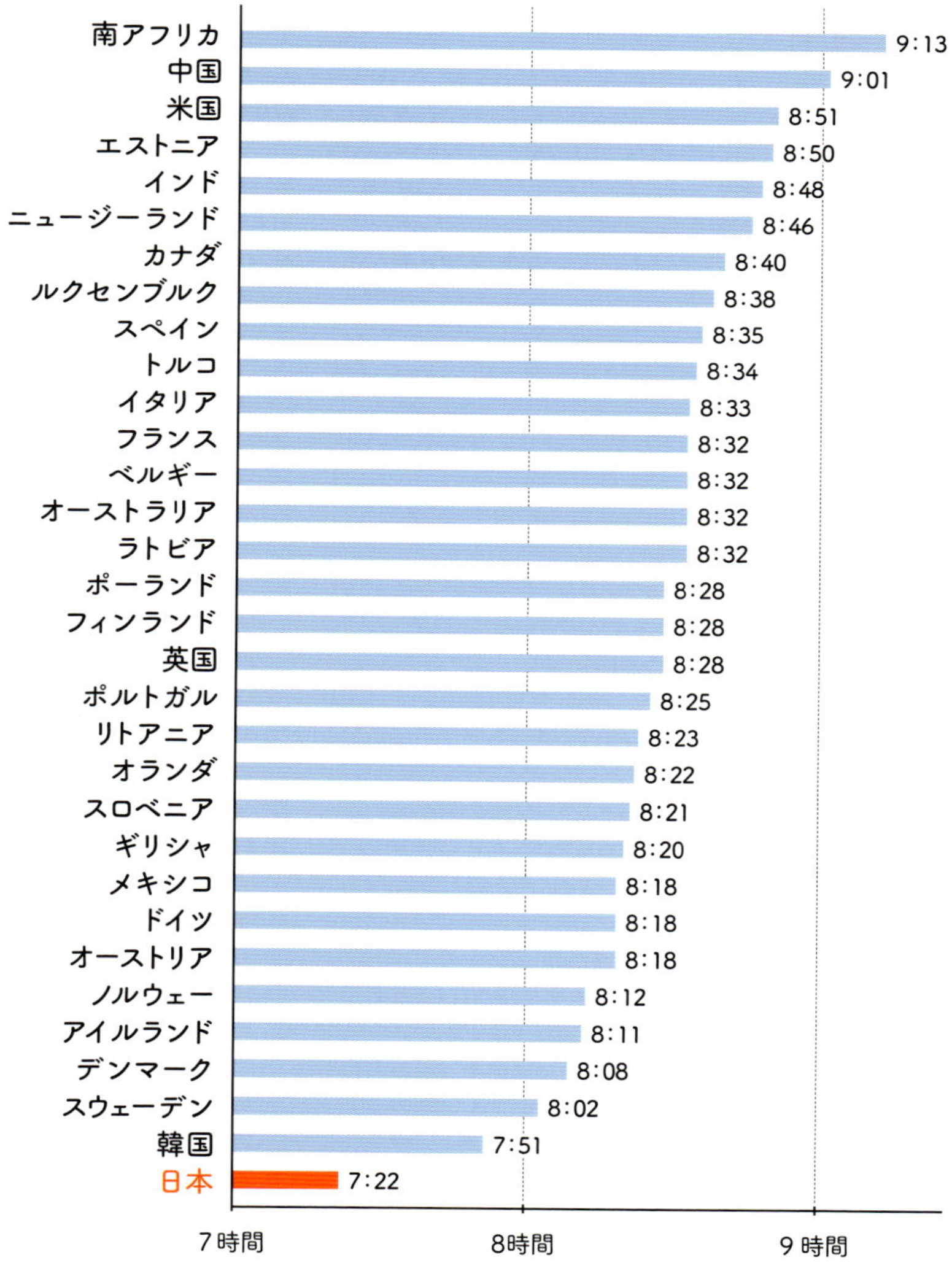

出典：経済協力開発機構（OECD）、Gender data portal 2021 のデータを基に作成

第2章

科学的にわかってきた睡眠がよくなる食べ物

毎日の食事を改めると、毎日の睡眠もじわじわと改善する

第2章からは、睡眠の老化をゆるやかにし、「今日はよく眠れた」という日を増やすための方法を紹介していくことにしましょう。まず、睡眠がよくなる食べ物です。

どうして食べ物？と思われた人もいるでしょう。

しかし、**誰でも1日3回（2回の人もいるかもしれませんが）の機会がある食事は、意識すればすぐに改められる生活習慣**です。しかも、食事を見直すことが、いろいろな病気の予防や改善に効果があることはよく知られています。睡眠においても、その効果が少しずつわかってきています。

もちろん、健康のための食事法は、どういう種類であっても、劇的な効果がすぐに現れるわけではありません。毎日続けることで、じわじわと出てくるものです。睡眠がよくなる食事もそうです。続けることが何より大切なのです。

眠りがよくなる主な食べ物

「トリプトファン」が含まれる食べ物

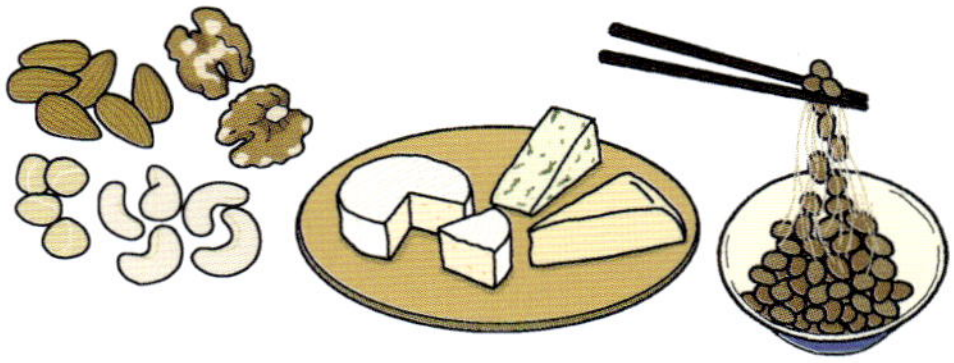

チーズやヨーグルトなどの乳製品、豆腐や納豆、凍り豆腐などの大豆製品、カシューナッツやアーモンド、ピスタチオなどのナッツ類、そして、良質のたんぱく質が摂れる肉類や魚類……

「メラトニン」が含まれる食べ物

肉類、きのこ類、ナッツ類、米やオーツ麦、牛乳やヨーグルトなどの乳製品、トマト、キウイフルーツ、タルトチェリー、パイナップル、オレンジ、バナナ……

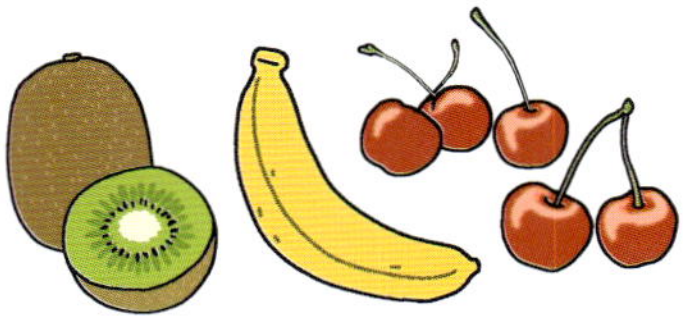

「オメガ3脂肪酸(DHA・EPA)」が含まれる食べ物

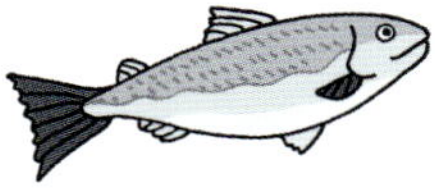

サーモン、マグロ、イワシなどの青魚

「ビタミンD」が含まれる食べ物

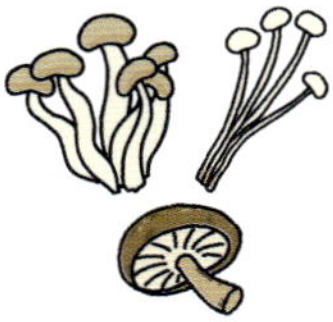

脂肪分の多い魚類、きのこ類、卵黄……

「GABA」の材料(グルタミン酸)が含まれる食べ物

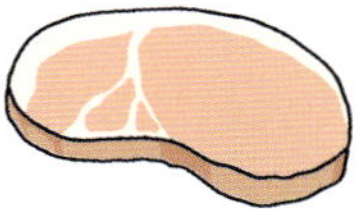

肉類、魚類、大豆製品、卵といった、たんぱく質が豊富な食べ物

「テアニン」が含まれる食べ物

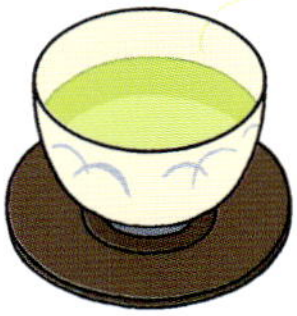

緑茶(特に新茶や玉露、抹茶)……

「セリン」が含まれる食べ物

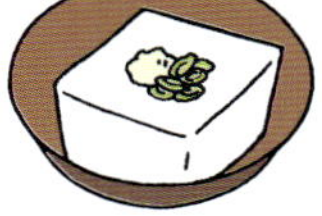

豆類や大豆製品……

「グリシン」が含まれる食べ物

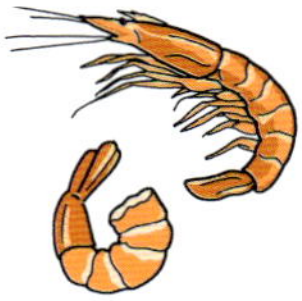

鶏の軟骨、牛すじ、エビやカニ、うなぎ、大豆製品……

睡眠ホルモン「メラトニン」の材料となる「トリプトファン」は積極的に摂る

睡眠がよくなる食べ物の栄養成分として最初に紹介するのは、「トリプトファン」です。

どうしてトリプトファンが重要なのか理解していただくには、まず睡眠ホルモンといわれる「メラトニン」の話をする必要があります。

睡眠と肥満のところで食欲をコントロールするホルモンの話をしましたが、**眠りをコントロールするホルモン**もあります。**それが、メラトニン**です。

メラトニンは、脳の松果体《しょうかたい》というところから分泌《ぶんぴつ》されますが、昼間はほとんど分泌されません。朝起きて、光を浴びてから15～16時間経つと分泌量が急増します。朝7時に起きたとしたら、22時～23時に分泌されるということです。

メラトニンは全身に働きかけ、体温や脈拍、血圧を下げて眠りの準備を整えます。

そして、夜明けが近づくと、徐々に分泌量が低下します。

私たちが誰から教わることなく、**朝になったら目覚め、夜になったら眠くなるのは、メラトニンがしっかり働いてくれているから**なのです。

このメ**ラトニンの材料となるのが、トリプトファン**です。もう少し詳しく解説すると、朝になると、トリプトファンから不安を和らげる物質（「幸せホルモン」といわれる）「セロトニン」がつくられ、夜になると、セロトニンからメラトニンがつくられます。

トリプトファンは、体内では合成できないため食事から摂らなければいけないアミノ酸（必須《ひっす》アミノ酸）のひとつです。

このトリプトファンも睡眠の老化に深くかかわっています。

というのは、**加齢とともにトリプトファンを吸収する力が衰える**からです。さらにセロトニンやメラトニンをつくるための酵素も、加齢とともに少なくなります。つまり、**年を取ると、眠るために必要なメラトニンの分泌量が少なくなる**のです。

メラトニンの生産量のピークは15歳頃で、その後は加齢とともに減少し、50～60歳頃になるとピーク時の半分くらいになるといわれています。

だからこそトリプトファンは、年を重ねるほど意識的に摂る必要があります。

トリプトファンの摂取が睡眠を改善するというデータはたくさんありますが、たとえば、55〜75歳を対象とした海外の研究によると、多めにトリプトファンを摂取した人は、睡眠効率や睡眠時間を増加させるだけでなく、寝つくまでの時間も短縮したという報告があります。

トリプトファンを多く含む食べ物は、チーズやヨーグルトなどの乳製品、豆腐や納豆、凍り豆腐などの大豆製品、カシューナッツやアーモンド、ピスタチオなどのナッツ類、そして、良質のたんぱく質が摂れる肉類や魚類です。

こうした食べ物には、メラトニンの元になるセロトニンをつくるときに働くビタミンB_{12}も豊富に含まれています。

あなたの食事を考えてみてください。ちゃんとトリプトファンが摂れる食べ物が並んでいますか？　睡眠の老化をゆるやかにするためにも、まずはそこから始めてみましょう。

メラトニンの材料は「トリプトファン」

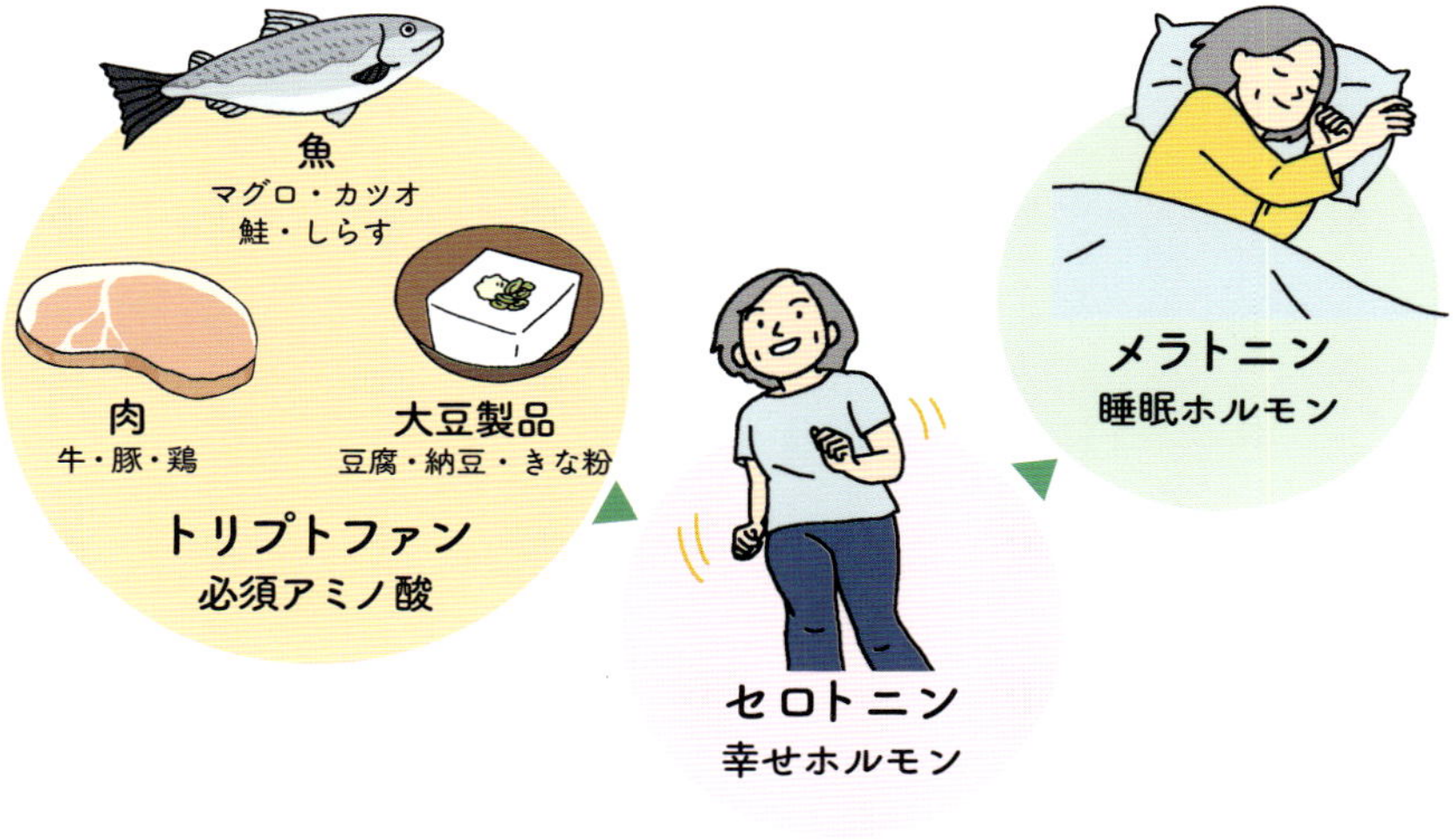
魚
マグロ・カツオ
鮭・しらす
肉
牛・豚・鶏
大豆製品
豆腐・納豆・きな粉
トリプトファン
必須アミノ酸
セロトニン
幸せホルモン
メラトニン
睡眠ホルモン

加齢とともにメラトニンの分泌量はどんどん少なくなる

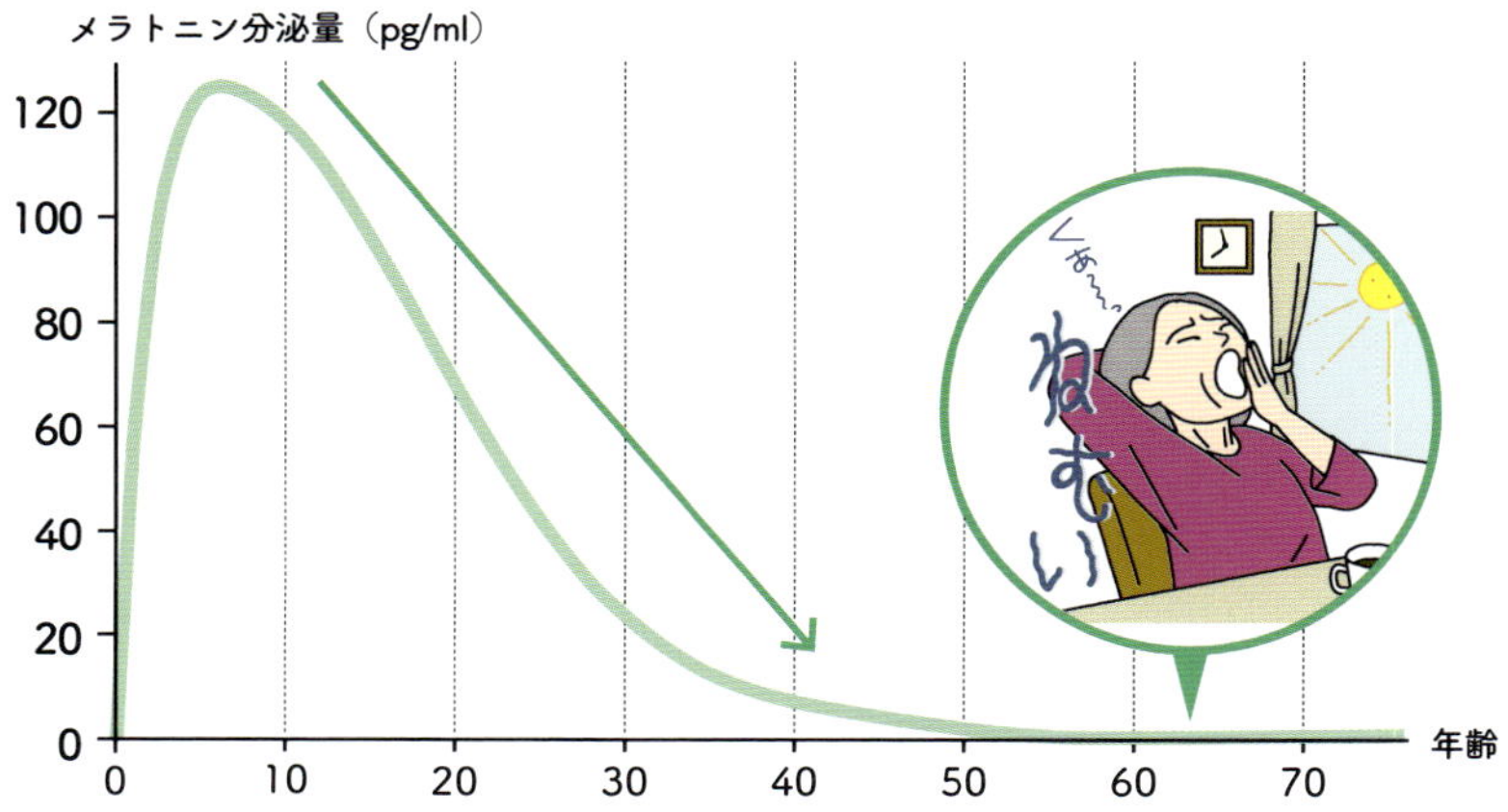

出典：Pierpaoli W et al. J Anti-Aging Med. 1999

メラトニンを増強する、肉、乳製品、きのこ、キウイフルーツ……

メラトニンは体内でつくられるホルモンですが、食べ物のなかにはメラトニンそのものが含まれているものもあります。

含まれていることが確認されている食べ物としては、**肉類、きのこ類、ナッツ類、米やオーツ麦、牛乳やヨーグルトなどの乳製品、トマト、キウイフルーツ、タルトチェリー、パイナップル、オレンジ、バナナなど**の果物です。

タルトチェリーは、欧米では睡眠によい食べ物として知られていて、食べると尿中メラトニン濃度が上昇することが報告されています。

また、ある研究では、不眠症の高齢者に、２週間続けて寝る1時間前にタルトチェリーを食べてもらったところ、睡眠効率や睡眠時間、睡眠の質が改善したという報告もあります。

日本のさくらんぼを使った実験はまだ見当たりませんが、タルトチェリーと同じようにメラトニンを含む食べ物であることから、睡眠によい影響を与えるのではないかと考えられています。

私のおすすめは、キウイフルーツです。

キウイフルーツは、メラトニンを含む食べ物であるだけでなく、メラトニンの元となるセロトニンづくりをサポートする栄養素が含まれています。

ある研究では、就寝1時間前にキウイフルーツを2個食べると、セロトニンレベルが向上し、総睡眠時間と睡眠の質の向上に効果があったと示されています。また、キウイフルーツには、メラトニンづくりに間接的にかかわっている葉酸という栄養成分も豊富に含まれています。

ただし、食べ物から摂れるメラトニンの量は、体内で生成される量に比べると少量です。睡眠に直接的に大きな影響を与えるというよりは、**メラトニンを補強するという目的で摂るように**にしましょう。

よく眠れている人は、よく青魚を食べている

次に紹介する栄養成分は、オメガ3脂肪酸です。

オメガ3脂肪酸は必須脂肪酸のひとつで、体内でつくれないため、食べ物から摂る必要があります。

代表的なオメガ3脂肪酸は、**サーモン、マグロ、イワシなどの青魚に豊富に含まれるDHA（ドコサヘキサエン酸）とEPA（エイコサペンタエン酸）**、それから、**クルミや大豆、亜麻仁油などに含まれるALA（アルファリノレン酸）**です。

オメガ3脂肪酸が睡眠を改善するメカニズムはまだはっきりとは解明されていませんが、その効果はデータとして示されています。

たとえば、成人13114人を対象としたアメリカの研究では、**短時間睡眠の人はオメガ3脂肪酸の摂取量が少ない**ことがわかりました。

また、日本人の45歳以上の男女を対象とした研究では、**DHAとEPAを継続的に摂ると睡眠効率が改善する**ことがわかりました。要するに、寝つきが早く、夜中に目が覚めることが減ったということです。

不眠の症状である入眠障害や中途覚醒《かくせい》が改善されたわけですから、睡眠の満足度が高くなったのはいうまでもないでしょう。

イギリスのオックスフォード大学の子どもを対象とした研究でも、DHAを16週間食事から補給することで睡眠が改善されたといいます。その研究では、DHAを補給したグループは、そうでないグループ（プラセボ）より、睡眠時間が約1時間増えたと報告されています。

DHAとEPAは、どうやら睡眠時間を延ばすだけでなく、ノンレム睡眠の割合も増加させるようです。「今日はよく眠れたなあ」という満足感を得たいなら、積極的に青魚を食べるようにしましょう。

ちなみに、青魚には、睡眠ホルモンであるメラトニンづくりをサポートする成分も含まれています。

体内時計を調整するビタミンD

青魚に含まれる**ビタミンDは、メラトニンの元となるセロトニンづくりにかかわっていて、不足すると睡眠に影響を及ぼす**といわれています。

最近の研究では、ビタミンDは体内時計を調整する役割があることもわかってきています。体内時計とは、約24時間周期で体内の生理的プロセスを調整するしくみで、睡眠と覚醒《かくせい》のリズム、ホルモン分泌《ぶんぴつ》、体温調節などをコントロールしています。

約1万人が参加した研究によると、血清ビタミンD（血液中に存在するビタミンDの量）の最低レベルと最高レベルを比較した結果、ビタミンDが不足しているグループは睡眠障害のリスクが高いことがわかりました。

ビタミンDを多く含む食べ物は、先ほどの青魚を含む**脂肪分の多い魚類、きのこ類、そして卵黄など**です。実は、**ビタミンDは、日中に10～30分程度日光を浴びることでもつくれます。**睡眠のために、日中の散歩を習慣にしてはいかがでしょうか。

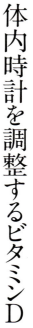

GABAそのものより、GABAをつくる食べ物を摂る

睡眠改善効果があるとして知られる「GABA」（正式には、γ《ガンマ》-アミノ酪酸《らくさん》）。もしかすると、あなたもGABA成分が含まれた食品やサプリを食べたり、飲んだりしたことがあるかもしれません。

GABAは、脳の中で重要な役割を果たしている神経伝達物質で、神経活動を抑制することでリラックスや不安軽減を促進します。GABAに睡眠改善効果があるといわれるのは、**脳がリラックス状態になることで、眠りに就きやすく、深い眠りに入りやすくなる**からだといわれています。

GABAがよい睡眠に必要な成分であるのは間違いありません。しかし、問題点がひとつあります。それは、**GABAは食品から摂っても、睡眠改善効果を期待できないこと**です。

というのは、食品で摂ったGABAは脳までほとんどたどり着かないからです。脳にたどり着くには、厳重なセキュリティチェックといわれる「血液脳関門」を通過しなければなりません。最近の研究では、GABAは血液脳関門を通って脳に少しだけ入れるという動物研究もありますが、人間では確認されていません。

残念ながら、食品で摂ったGABAは、ほとんど通り抜けできないのです。

脳内でGABAを増やしたいなら、GABAをつくる材料を摂ることです。

GABAは、脳内の神経細胞でグルタミン酸というアミノ酸からつくられています。つまり、**グルタミン酸をたくさん含んだ食べ物を摂ると、脳内でGABAがつくられやすくなる**ということです。

具体的には、**肉類、魚類、大豆製品、卵といった、たんぱく質が豊富な食べ物**です。また、グルタミン酸からGABAをつくるときに欠かせないビタミンB_6も併せて摂るようにしましょう。ビタミンB_6は、鶏肉、豆類、バナナ、大豆製品などに多く含まれています。

GABAの睡眠改善効果を得たいなら、GABAそのものより、GABAをつくる食べ物を摂ることです。

GABAを増やし、カフェインの覚醒効果をおさえる「テアニン」

脳内でGABAを円滑につくるには、GABAをつくる材料を効率よく輸送することも大切です。その役割を担っているのが、**緑茶に含まれるアミノ酸の一種である「テアニン」**です。

テアニンは、GABAをつくる材料の輸送をサポートするだけでなく、リラックスの役割を示す自律神経である副交感神経の働きを強めます。副交感神経の活性化は、寝つきのよさにつながります。

テアニンは、緑茶に特有のアミノ酸ですが、新茶や玉露、抹茶《まっちゃ》に特に多く含まれています。

テアニンの睡眠効果に関していえば、後ほど解説する睡眠を邪魔する成分「カフェイン」の覚醒《かくせい》効果を減らす働きがあるのも見逃せません。

体内時計の乱れを整える、大豆に多く含まれる「セリン」

豆類や大豆製品に含まれる「セリン」という成分も、GABAを増強するアミノ酸といわれています。

さらに、セリンには、体内時計を整える効果があることもわかってきました。マウスを使った動物実験によると、セリンを投与したマウスは、投与しなかったマウスより、明暗周期（昼と夜の自然なリズム）を前進させた新しい環境に順応するのが早かったといいます。

人での研究では、入眠前にセリンを摂ると、夜中のメラトニンの分泌《ぶんぴつ》リズムが前進したという報告があります。これは、セリンに体内時計の乱れを整える可能性があるということです。

また、別の研究では、セリンを摂ると中途覚醒《かくせい》が減少したという報告もあります。ぐっすり眠れたということです。

超朝型解消に効く「オルニチン」

体内時計を前進させるセリンとは逆に、後進させるのが「オルニチン」というアミノ酸です。**オルニチンが含まれる食べ物としてはシジミ**がよく知られていますが、**チーズやマグロなどにも**含まれています。ただし、その量は、ごく微量です。

体内時計を前進させるか、後進させるかといわれると、高齢の人が対象なら後者でしょう。なぜなら、加齢とともに朝型になる人が多くなるからです。なかには、朝3時頃には目が覚めてしまう超朝型の人もいます。

そういう人にとっては、オルニチンは有効かもしれません。**中高年を対象とした実験によると、就寝前にオルニチンを摂ると、メラトニンの分泌リズムが約1時間遅くなった**といいます。「早起きは三文の徳」とはいえ、度を越すと脳卒中や心筋梗塞《こうそく》のリスクを高めるので要注意です。

朝の目覚めがよくなる「グリシン」

朝の目覚めがよくなると期待されるのが、「グリシン」というアミノ酸です。**グリシンは中枢神経系に作用して深部体温を下げる作用があり、寝つきがよくなる**と考えられています。さらに、グリシンを就寝前に摂ると、主観的な睡眠の質の改善や深い睡眠に入るまでの時間が短くなることもわかっています。

また、**グリシンは光に対する反応を促進することから、寝る直前に摂ると、朝の光への反応が敏感になり、メラトニンの分泌《ぶんぴつ》を抑制する**のではないかと考えられています。要するに、目覚めがよくなるということです。

グリシンは、**鶏の軟骨、牛すじ、エビやカニ、うなぎ、大豆製品など**に多く含まれています。ただし、グリシンの効果を高めたいなら、機能性表示食品として市販されているサプリメントを利用するほうが効率的かもしれません。

レストレスレッグス症候群には鉄分の補充が大事

ぐっすり眠れない原因となるレストレスレッグス症候群の予防として積極的に摂りたいのが、「鉄」です。

レストレスレッグス症候群は加齢とともに増えてくる睡眠障害ですが、その原因のひとつは鉄分不足。レストレスレッグス症候群の症状は、神経伝達物質であるドーパミンの機能低下が関与しているといわれていて、**ドーパミンの代謝において重要な役割を担うのが鉄分**だからです。

レストレスレッグス症候群の検査では、必ず貯蔵鉄（体内にストックされている鉄）の量がチェックされます。

鉄分が含まれる食べ物には、**赤身の肉やレバー**、**カツオやマグロなどの赤身の魚**、**赤貝など**があります。

女性の眠りによく効く「イソフラボン」

女性においてのみ睡眠改善効果が確認されているのが、「イソフラボン」です。**イソフラボンは、大豆などの植物に含まれる天然の化合物で、女性ホルモンのエストロゲンと似た働きをするのが特徴**です。

ある研究によると、閉経後の女性がイソフラボンを摂取すると、睡眠の持続時間の延長や夜間の目覚めの減少など、睡眠の質が改善したという報告があります。別の研究では、睡眠の深さが改善したという報告もあります。

また、日本人を対象とした研究でも、1日あたりのイソフラボンの摂取量が多いほど、睡眠の時間も質も改善したといいます。

残念ながら、現段階では男性の効果は確認できていませんが、イソフラボンには女性の眠りをよくする効果があるようです。

覚醒作用のある「カフェイン」は、加齢とともに抜けづらくなる

睡眠がよくなる食べ物があれば、当然ながら悪くなる食べ物もあります。ただし、これから紹介する食べ物は、絶対食べたり飲んだりしたらダメというわけではありません。睡眠に悪い作用を与えるので摂るときは注意してください、ということです。それでは、最初に紹介する成分は、「カフェイン」です。

目を覚ますためにカフェイン入りのコーヒーを飲む。

多くの人が経験したことがあると思います。どうしてカフェインを摂ると目が覚めるのか。そのしくみについて簡単に説明しておきましょう。

脳内に睡眠物質といわれる「アデノシン」という化学物質が蓄積されると、私たちは眠くなります。このアデノシンの蓄積を妨げる作用があるのがカフェイン。結果的に、覚醒《かくせい》を促すことになるのです。

カフェインを摂ると、寝つきが悪くなる、長時間眠れなくなる

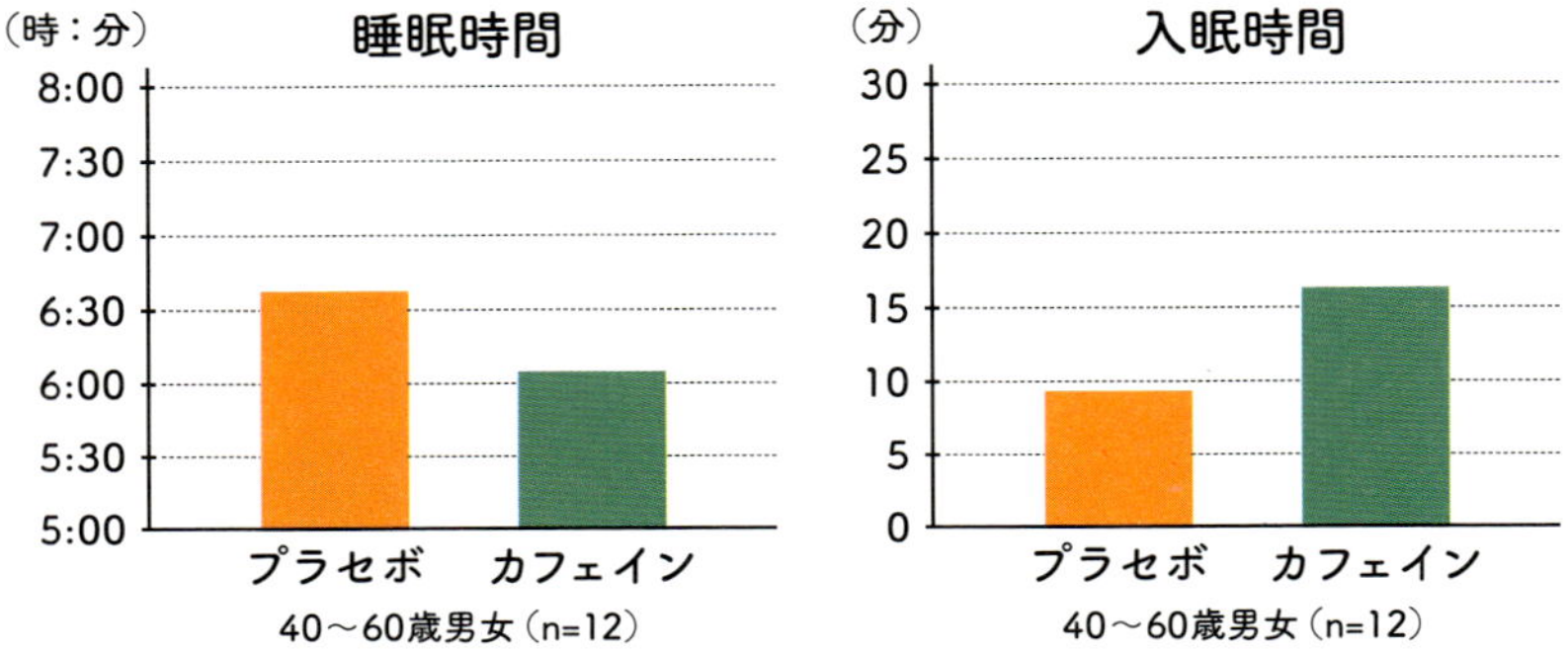

就寝3時間・1時間前に100mg（コーヒー1.5杯相当）ずつ（計200mg）、カフェイン摂取

出典：Drapeau C et al. J Sleep Res. 2006

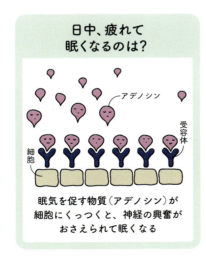

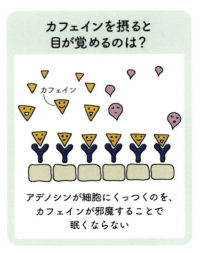

カフェインで目が覚めるしくみ

日中、疲れて眠くなるのは？

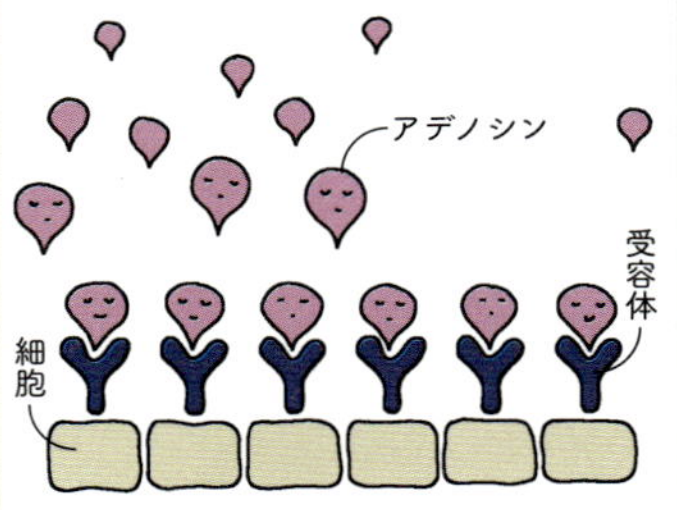

眠気を促す物質（アデノシン）が細胞にくっつくと、神経の興奮がおさえられて眠くなる

カフェインを摂ると目が覚めるのは？

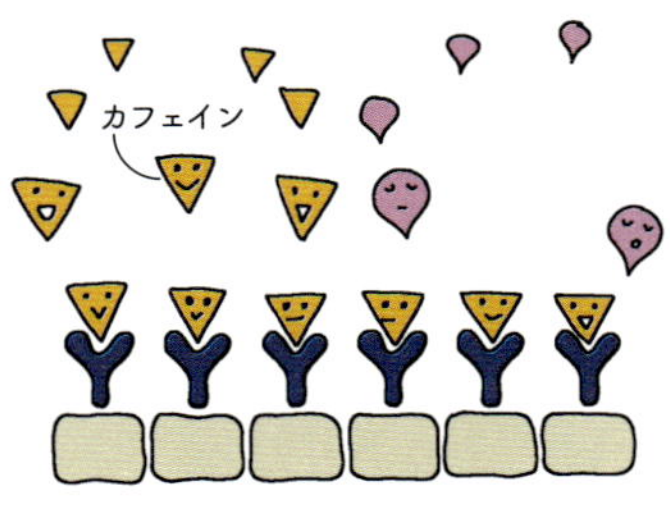

アデノシンが細胞にくっつくのを、カフェインが邪魔することで眠くならない

覚醒作用のあるカフェインを摂ると眠れなくなる、というのは誰にでもわかると思います。それでは、寝る何時間前なら睡眠に影響を与えないのでしょうか。

カフェインの半減期（効果が薄れてくる時間）は、4～6時間ほどといわれています。つまり、**就寝6時間くらい前までなら、カフェインを摂っても睡眠に影響を与えることはほとんどない**ということです。

実際、ある研究によると、就寝6時間前以降にカフェインを摂ると、睡眠の質が顕著に低下し、全体の睡眠時間が短縮されることが示されています。

ただし、この目安は、若い人の場合という条件がつきます。というのは、**年を取ると肝臓や腎臓《じんぞう》の機能や全身の代謝速度が低下するため、体内からカフェインが抜けづらくなる**からです。

高齢者の場合は、カフェイン摂取には、若い頃より慎重になる必要があります。**私がおすすめしている目安は、「カフェインを摂るなら午後3時まで」**。夕方以降のカフェインを控えることで、睡眠への影響を最小限におさえることができます。

寝酒はNG。眠りが浅くなるだけでなく、悪夢を見やすくなる

睡眠にとっては、アルコールもおすすめできません。特におすすめできないのが、「寝酒」です。

「寝つきがよくなるじゃないですか？」という人がいると思います。寝酒の習慣がある人もいるでしょう。「ナイト・キャップ」という言葉があるように、欧米でも寝る前にお酒を飲む人はいます。

しかし、結論からいうと、**寝つきは確かによくなりますが、睡眠への効果はそれだけ。**寝酒が睡眠に悪いのは、寝ついたその後。睡眠中にアルコールが分解され、代謝されると、離脱症状が出てくるからです。

アルコール不足で落ち着かなくなり、**睡眠が浅くなったり、目が覚めたり（中途覚《かく》醒《せい》）する**ようになります。

アルコールのメリットは寝つきがよくなるだけ!

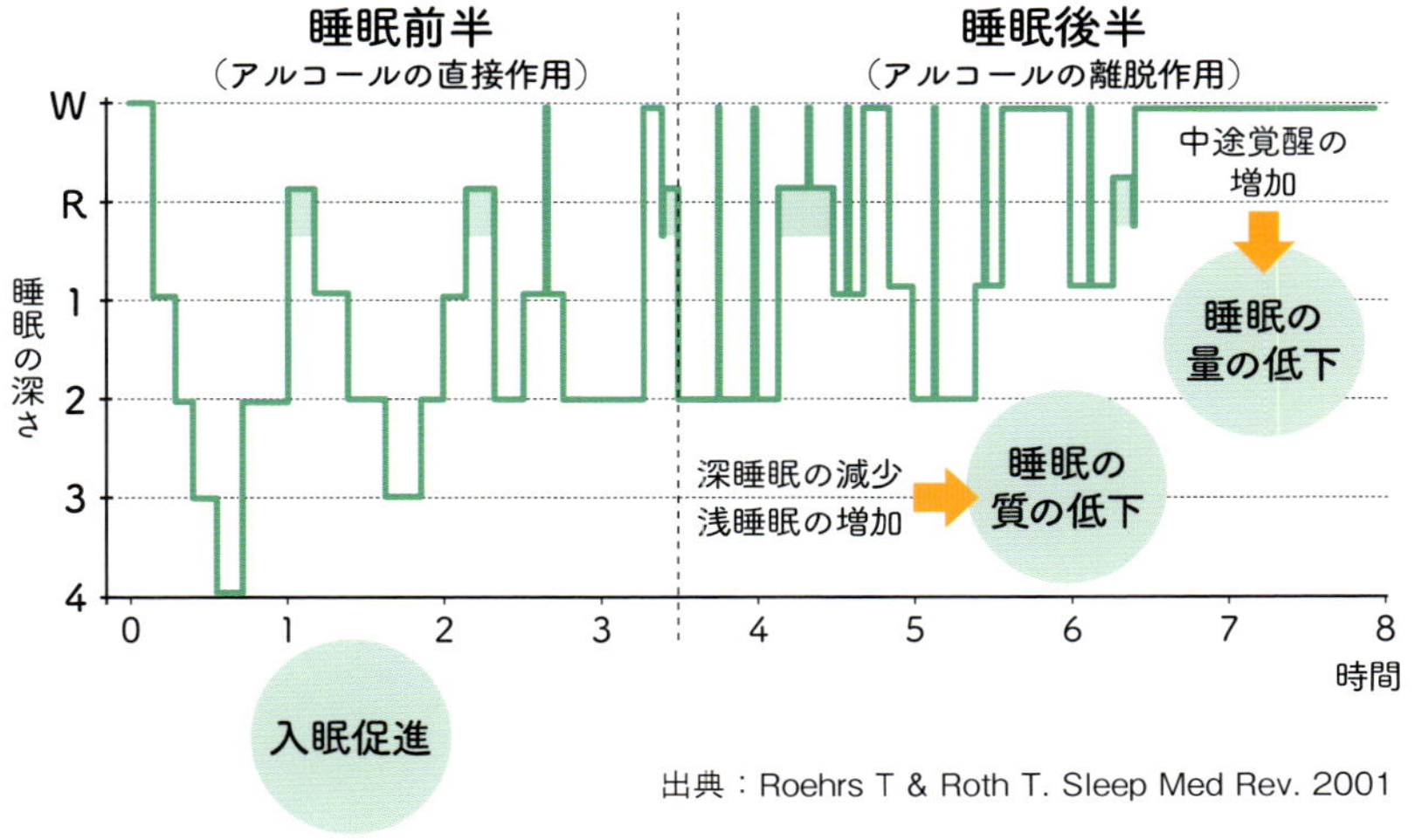

出典：Roehrs T & Roth T. Sleep Med Rev. 2001

眠りが浅くなるのですから、睡眠の質は悪くなります。アルコールの利尿作用で、夜中にトイレへ行くこともあります。

また、寝酒効果で睡眠の前半はぐっすり眠れたとしても、その間におさえられていたレム睡眠が、睡眠の後半で増加します。そのため、悪夢を見やすくなったり、早く目覚めたりするようになります。

さらにいえば、**就寝前のアルコール摂取は、睡眠中の呼吸を不安定にさせ、睡眠時無呼吸を生じやすくする**ともいわれています。

飽和脂肪酸を多く含む食事は睡眠の質を低下させる

睡眠が悪くなる食べ物として最後に紹介するのは、「飽和脂肪酸」です。

飽和脂肪酸とは、脂質を構成する脂肪酸の一種で、多く含まれる食べ物には、肉類、バターやチーズなどの乳製品、ココナッツオイル、パーム油などがあります。ちなみに、睡眠がよくなる食べ物として紹介したオメガ3脂肪酸は、不飽和脂肪酸です。

もちろん、肉類や乳製品などを食べてはいけないわけではありません。気をつけるのは、夕食です。というのは、**夕食にあぶらっぽいものや揚げ物、ジャンクフードなどを食べ続けていると、胃食道逆流症を発症する可能性がある**からです。

胃食道逆流症とは、食道を通って胃に入ったはずの食べ物が逆流して、酸っぱい胃液が込み上げてきたり、胸やけが起こったりする病気です。胃食道逆流症のなかで、食道の粘膜に炎症を生じたものを特に、**「逆流性食道炎」**といいます。睡眠中にこう

胃酸が逆流すると眠れなくなる！

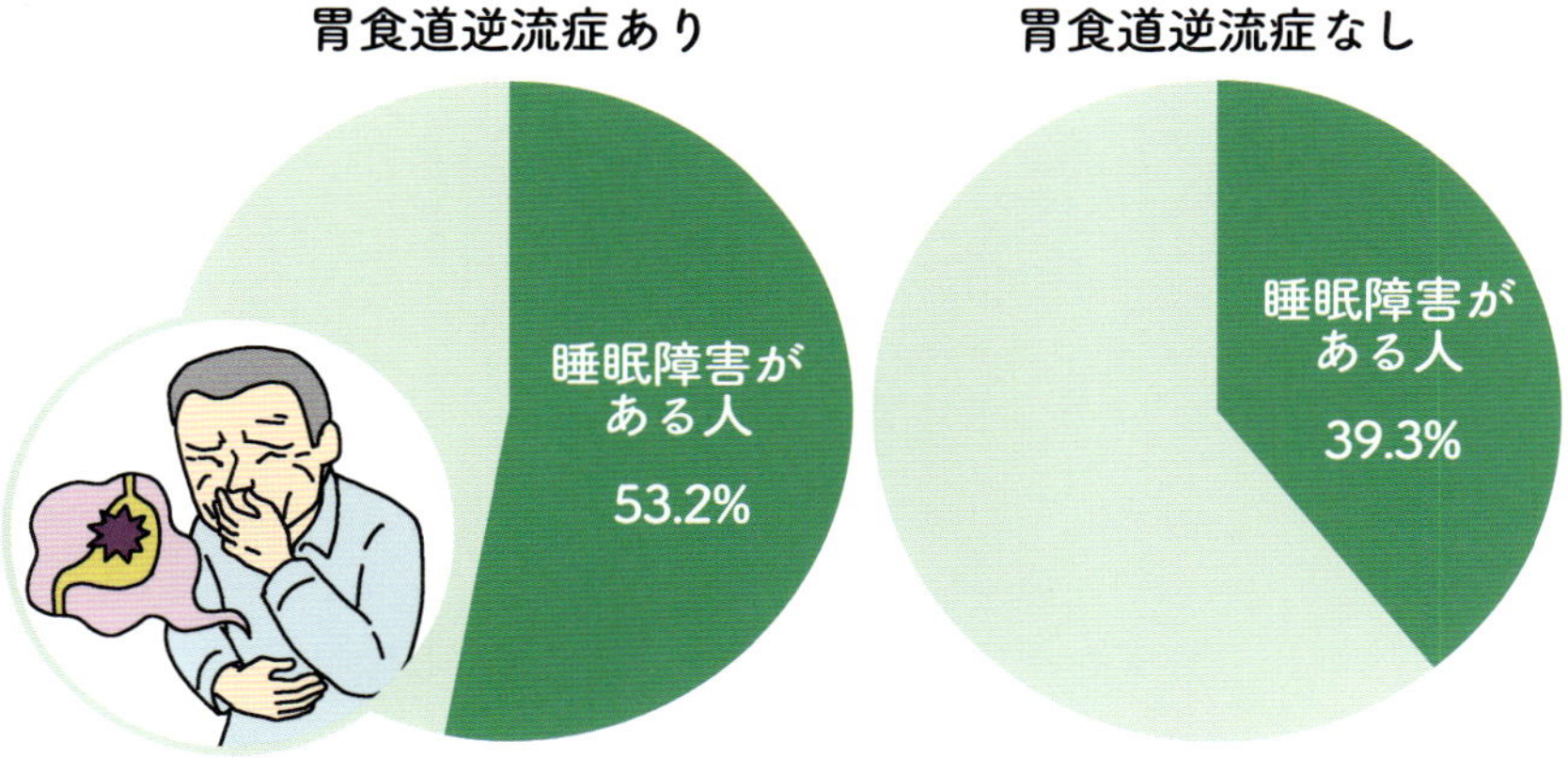

出典：Iwakura N et al. Intern Med. 2016

いう症状が起きると、ぐっすり眠ることはできません。

実際、病院の受診患者を対象にした調査で、胃食道逆流症のない人の睡眠障害の割合は39・3%だったのに対し、胃食道逆流症がある人で睡眠障害のある人の割合は53・2%であり、ない人の1・35倍に上りました。逆流症状があると睡眠が悪化し、睡眠が悪化すると逆流症状に敏感になって睡眠が悪くなるという悪循環に陥ります。

睡眠中の逆流を防ぐには、夕食にはあまりあぶらっぽいものを食べないこと、そして就寝時間の少なくとも2時間前には夕食を摂ること、食後すぐに横にならないことが推奨されています。

コラム――①

寝る前のホットミルクは睡眠にいいのか？

寝る前にホットミルクを飲むとよく眠れる、という話を聞いたことがあるかもしれません。確かにホットミルクを飲むと、特に60歳以上の人で、寝つきがよくなる、中途覚醒《かくせい》が減るといったデータが、大阪大学や筑波大学から発表されています。

ホットミルクの睡眠作用は、カルシウム、あるいは温かいものを飲むからではないかと考えられていました。しかし現在では、「トリプトファン」のおかげだという理論が有力です。

ということは、必ずしも寝る前に飲む必要もないことになります。むしろ中高年の方は、牛乳を寝る前に飲むのは、避けたほうがいいでしょう。

なぜならば、牛乳には脂質も含まれているので、寝る前に飲むと、胃や腸の働きを誘発し、眠りを悪くする可能性があるからです。朝に牛乳を飲むことが、睡眠にもよく、かつ自然で慣れ親しんだ習慣だと思います。

第3章

よく眠るための食事タイミング

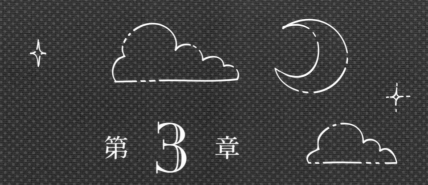

「いつ、何を食べるか」で睡眠の質が変わる

睡眠がよくなる食べ物、悪くなる食べ物を理解していただけたでしょうか。

第3章では、睡眠がよくなる食べ物を上手にとるための食べ方の話をしていくことにします。**睡眠を改善するには、何を食べるかも大切ですが、いつ食べるかも、とても重要**です。

あなたは、**「時間栄養学」**という言葉を聞いたことがありますか?

時間栄養学とは、食事をとるタイミングと栄養が私たちの健康にどのように影響を与えるのかを研究する学問です。**「いつ、何を、どう食べると健康によいかを考える学問」**といったほうがわかりやすいでしょうか。

第2章で少し話したように、私たちの体には生まれつき、朝起きたら活動し、夜になったら眠るという1日のリズム(概日リズム)が備わっています。それが、2017

年のノーベル生理学・医学賞で話題になった「体内時計」です。

しかし、私たちの体に備わっている体内時計は1日24時間ではありません。少しだけ長いのです。そのままにしていると、少しずつずれていくことになります。そこで、私たちの体には毎朝、体内時計をリセットするしくみも備わっています。

その役割を担っているのが**「時計遺伝子」**です。

時計遺伝子は、大きく**「中枢時計遺伝子（主時計）」**と**「末梢《まっしょう》時計遺伝子（末梢時計）」**に分けられます。

主時計は脳の視《し》交《こう》叉《さ》上《じょう》核《かく》という場所にあり、光に反応することで体内時計をリセットします。そして、**末梢時計は各細胞にあり、食事をとって細胞に栄養が行きわたることで体内時計をリセット**します。

こうして毎朝、体内時計がリセットされることで、私たちは健康な毎日を送ることができているのです。このことからも、食事が不規則になると睡眠が悪くなるのは、なんとなくイメージできると思います。

時間栄養学で推奨されている**理想の食事のタイミングは、起きてから2時間以内に朝食をとり、朝食から12時間以内に夕食を済ませる**ことです。6時に起床したら8時

生体リズムを調整するのは「光」と「食」

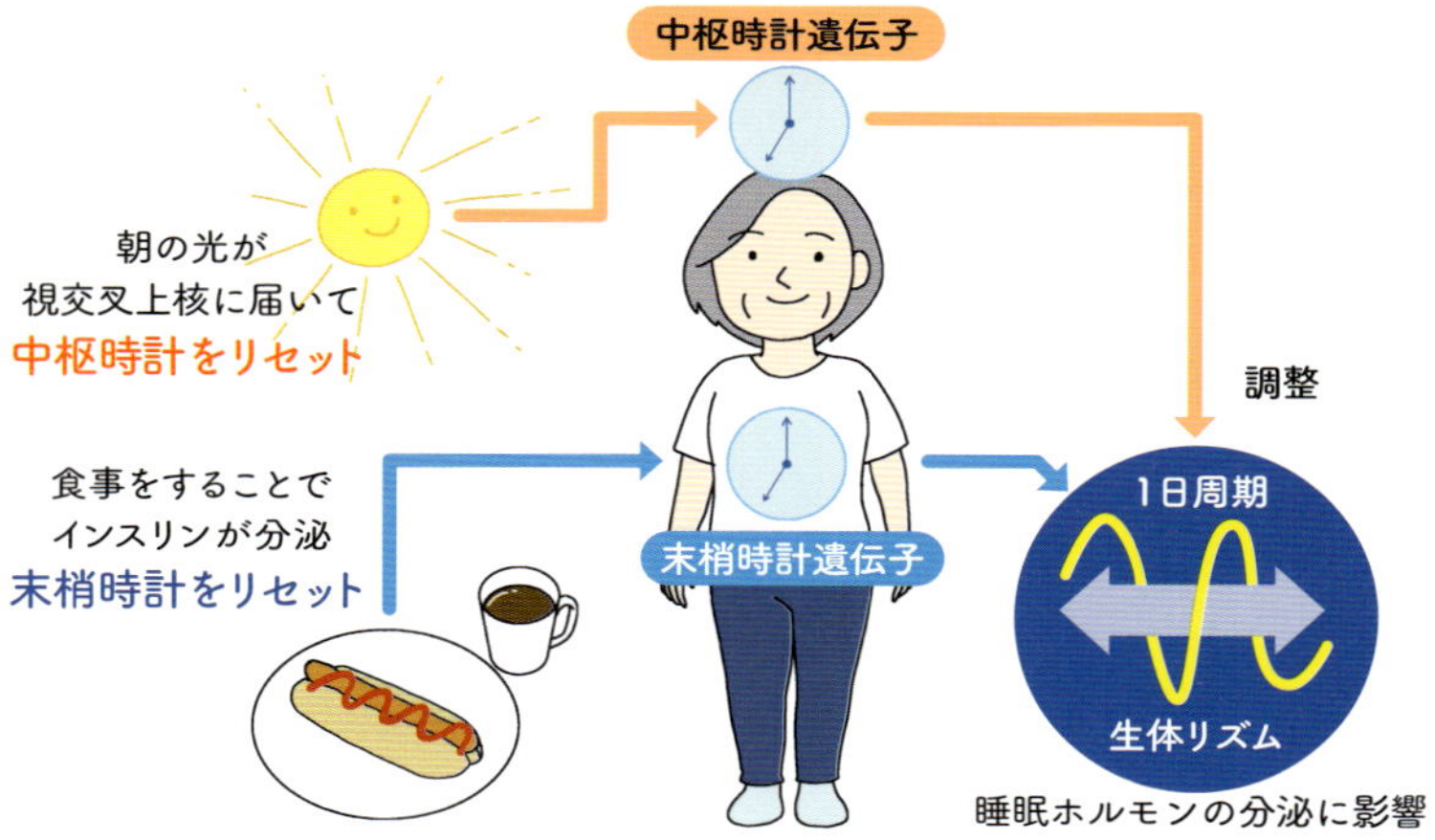

までに朝ごはんを食べ、夕ごはんは夜の8時までに食べる。あなたの毎日の食事はどうですか？　理想通りのタイミングで食べるように心がけるだけで、体内時計の乱れが整い、うまく眠れるようになる可能性があります。

本書で、あえて時間栄養学に基づく食べ方を紹介するのは、時間栄養学では、「いつ、何を食べるか」の研究も進められてきているからです。要するに、朝食のタイミングだけでなく、朝食で何を食べるといいのか、ということです。そして、その研究のなかには、睡眠を改善する可能性のある食べ方もたくさんあります。

即効性を期待するなら、朝にたんぱく質

時間栄養学はまだまだこれからの学問ですが、早稲田大学名誉教授の柴《しば》田《た》重信《しげのぶ》氏らを中心とした研究によって、いくつかの眠りによい食べ方がわかってきています。

そのひとつが、**「朝食にはたんぱく質」**です。

たんぱく質はメラトニンの材料となるトリプトファンが含まれているため積極的に摂るべき栄養成分ですが、その日の効果を期待するなら「朝にトリプトファン」です。**メラトニンの元となるセロトニンの合成は、朝の光を浴びて体内時計がリセットすると始まる**からです。

そのとき、材料となるトリプトファンがたくさんあれば、夜になってたくさんのメラトニンをつくることができます。夜や寝る前にたんぱく質を摂っても、その日の睡眠には間に合わないのです。

ある研究では、**朝の光を浴び、トリプトファンを多く含む朝ごはんを食べ、昼間を活動的に過ごすと、夜間のメラトニンの分泌《ぶんぴつ》量が増加した**と報告されています。

朝にたんぱく質を摂ったほうが、夜に摂る場合と比べて筋肉がつきやすいというデータもあります。総合的に見ても、朝にたんぱく質を摂ることは、健康的な食習慣といえます。

たんぱく質は、肉類や乳製品、卵などから豊富に摂れますが、**朝のたんぱく質を牛乳で摂ると血圧を下げる効果も**期待できます。牛乳に含まれるたんぱく質が消化されることで生み出される「乳ペプチド」には、血圧を上昇させるアンジオテンシン変換酵素（ACE）を阻害する作用があると考えられているからです。

第1章で話したように、よく眠れなくなると血圧が高くなりやすくなります。朝に牛乳でたんぱく質を摂ると、睡眠がよくなるだけでなく、血圧の上昇をおさえられる効果も期待できるということです。

もちろん、朝のたんぱく質は、牛乳に限らず、チーズやヨーグルト、卵料理などでもかまいません。

朝の主食は、パンよりお米

あなたの朝ごはんの主食は、お米ですか、それともパンですか？

睡眠のための朝ごはんなら、お米がおすすめです。お米を選んだほうがいい理由は、次の2つです。

1つは、**お米にはでんぷん質が多く含まれているため、インスリンの分泌《ぶんぴつ》が促進され、メラトニンの材料となるトリプトファンが脳に到達しやすくなる**からです。

もう1つは、**お米はパンに比べて食物繊維が多いため消化が遅く、血糖値の上昇がパンよりゆるやかになる**からです。血糖値の急上昇から引き起こされる疲労感や眠気をおさえることで、睡眠を改善します。

ただし、朝からお米を食べるのが嫌いだからといって、朝ごはんを抜くのはNG。朝食は、体内時計をリセットするための大切な習慣です。朝ごはんを抜くと体内リズムを乱すことになります。

食物繊維たっぷりの朝食も、体内時計を整える

ＤＨＡやＥＰＡのように単独では期待できませんが、炭水化物と一緒に摂ることで体内時計を整える働きをする栄養素がもう1つあります。それは、**「水溶性食物繊維」**です。食物繊維には水に溶けないタイプの「不溶性食物繊維」もありますが、体内時計の調節に働くのは、水溶性です。

というのは、末梢《まっしょう》時計の調節に働く「短鎖脂肪酸」を多くつくり出すことができるからです。短鎖脂肪酸には、酢酸《さくさん》、酪酸《らくさん》、プロピオン酸があります。

水溶性食物繊維を多く含む食べ物は、**昆布やわかめなどの海藻類、りんご、プルーン、にんにく、玉ねぎなど**です。

朝食に、「ごはん＋魚」に加えて、海藻類が入ったみそ汁。

いつもの朝食という人もいるかもしれませんが、体内時計をリセットして、眠るための準備が始まる理想の朝食です。

夜にぐっすり眠るための「朝カレー」効果

あなたは、ひと晩寝かしたカレーライスを朝に食べたことがありますか？

おいしいだけでなく、実は、睡眠がよくなる食べ方である可能性があります。

理由の1つは、パンとお米の項で話したように、**お米を食べることでインスリンが分泌《ぶんぴつ》されて体内時計がリセットされる**からです。

理由のもう1つは、カレーに含まれる香辛料です。トウガラシ成分に含まれるカプサイシンは、まだはっきりしたことはわかっていませんが、時計遺伝子に作用するといわれています。

また、**香辛料が交感神経を興奮させるのも、朝のタイミングには効果的**です。交感神経が刺激されると、血圧が上がり、脳を活性化させ、体温が上がるなど、日中に活動モードに入るための準備が整います。カレーの具に、肉類や豆類などを使うと、たんぱく質が摂れて、より睡眠によい食べ物になります。

昼食にはカリウム類と食物繊維

時間栄養学に基づく睡眠がよくなる食べ方の基本は、しっかり朝食をとって体内時計をリセットすることです。それでは昼食は、どういう点に気をつければいいのでしょうか。

昼食で摂りたいのは、カリウム類と食物繊維です。**バナナやアボカド、ほうれん草、じゃがいも、ヨーグルトなどに含まれるカリウム類**には、朝食で活動的になっている体が午後も続くように、エネルギーレベルを維持する効果があります。

また併せて野菜類の食物繊維を摂ることで、血圧の上昇をおさえるという効果もあります。カリウム類と食物繊維には、血圧を上昇させるナトリウム（塩分）を排泄《はいせつ》する成分が含まれているからです。しかも、夕食よりも、朝食、昼食のほうがより効果を発揮するといわれています。

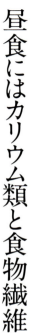

夜の血糖値の変動をおさえる「レジスタントスターチ」

夕食はどうでしょうか。

まず、気をつけるのは、第2章で紹介したように、**あぶらっこいものを避けること**です。それから、**血糖値の急上昇をおさえること**です。

血糖値が急上昇すると、反動で急降下します。この現象を「血糖値スパイク」といいますが、血糖値が大きく変動すると眠りを妨げる可能性があります。というのは、高血糖でも、低血糖でも、交感神経を刺激してリラックスできないからです。

睡眠の質が悪くなると、夜間の血糖値のコントロールが難しくなることがあり、悪循環をくり返すことも考えられます。

夕食の血糖値の急上昇をおさえる方法としては、いろいろありますが、本書でおすすめするのは、「レジスタントスターチ」の活用です。

レジスタントスターチとは、消化されにくいでんぷんのことで、「**難消化性でんぷん**」とも呼ばれています。

通常でんぷんはブドウ糖に分解されて小腸で吸収されますが、レジスタントスターチは消化されないまま大腸まで届きます。そのため、血糖値の急上昇をおさえる効果があります。

レジスタントスターチが豊富に含まれる食べ物は、**バナナ（できれば熟す前の緑色のバナナ）、冷やしたごはんやパスタ、レンズ豆やひよこ豆などの豆類、冷やしたじゃがいもなど**です。

冷やしたごはんや冷やしたポテトなどは、比較的、手軽に摂れると思います。

また、レジスタントスターチは、大腸まで届いて腸内で発酵されるときに、腸内環境を整える短鎖脂肪酸をつくります。腸内環境がよくなると脳によい影響を与え、ストレスや不安が軽減されるといいます。

それだけ、睡眠の質を向上させる可能性があるということです。

食べてすぐに寝るのはダメ。夕食後は、せめて1時間は起きていること

夕食は食べるタイミングにも気をつけましょう。**夕食は寝る3時間前が理想**です。忙しくてどうしても夕食が遅くなるときも、食べたら寝るまで、できるだけインターバルを置くようにしましょう。夕食後は、せめて1時間は起きていることです。

寝る前に食べるとなぜ悪いのでしょうか。

1つは、第2章で紹介したように、**胃酸の逆流が起きる**からです。口から食べたものは食道を通り、胃を経由して小腸、大腸に送られます。立っているときや座っているときなら、重力によって下のほうにストンと落ちますが、横になるとそうはいきません。それが、胃酸が逆流しやすくなる理由です。

また、消化管には胃から食道へ逆流してきたものを戻す働きがありますが、ノンレム睡眠では鈍くなり、レム睡眠だと活発になります。つまり、寝ついたら始まるノン

レム睡眠の段階では、逆流しやすくなるということです。

もう1つは、**胃腸が動いている状態で寝ることになる**からです。

睡眠中の胃腸はゆっくり活動しているものですが、食べてからすぐの胃腸は活発に動いています。そのため、なかなかリラックス状態になれないのです。

また、食事をとると消化の過程で体温が一時的に上昇しますが、通常は体温が低下することで眠気が生じます。体温が高い状態では眠りにくくなることがあります。

どうしても夕食が遅くなるときは、夕方に軽食をとり、帰宅してからもう一度軽い食事をとる分食をおすすめします。ただし、2回目の夕食はあくまでも夕方の不足分を補うのが目的ですから、あぶらっこいものは避けるようにしましょう。また、大量に食べるのもNGです。

「寝る前に食べるのはやめましょう」という話は何度も聞いたことがあると思いますが、それは肥満防止だけでなく、ぐっすり眠るためにも守ったほうがいい食のルールなのです。

規則正しい食生活で、自動「プチ断食」

健康のために断食をする人が増えています。2016年に大隅良典《おおすみよしのり》博士が「オートファジー（細胞の自食作用）の仕組みの解明」でノーベル生理学・医学賞を受賞して以降、そのオートファジーの理論をベースにした「プチ断食」がブームになっています。果たして睡眠にも効果があるのでしょうか。

オートファジーとは、細胞が自分自身を掃除し、再生するプロセスです。簡単にいうと、**細胞が古くなったり壊れたりした部分を分解して、それを新しい部品に再利用するしくみ**です。このプロセスは、体を健康に保つために非常に重要です。

具体的な効果として、病気の予防やアンチエイジングにつながるのではないかと考えられています。

このオートファジーを活性化する方法のひとつが、絶食です。

ある一定時間何も食べない時間をつくることで、オートファジーの働きが活性化するといいます。

それでは何時間食べないと活性化するのかというと、一般的には12時間以上といわれています。16〜18時間なら、より効果的だといいます。

12時間でいいなら、睡眠がよくなる食べ方を続けながら実践することは可能です。

たとえば、夜7時〜8時に夕食をとって、翌朝7時から8時に朝食をとる。これで12時間の絶食時間をつくることができます。16〜18時間となると1日2食になるためおすすめできませんが、1日3食とれて、病気の予防やアンチエイジングにつながるならいいと思いませんか。

これなら、ここまで紹介した睡眠がよくなる食べ方も、そのまま実践できます。

プチ断食と睡眠の研究によると、食事時間の範囲を10〜11時間の範囲に制限して（12時間より少し断食時間が長くなりますが）16週間過ごしてもらったところ、体重

オートファジーのしくみ

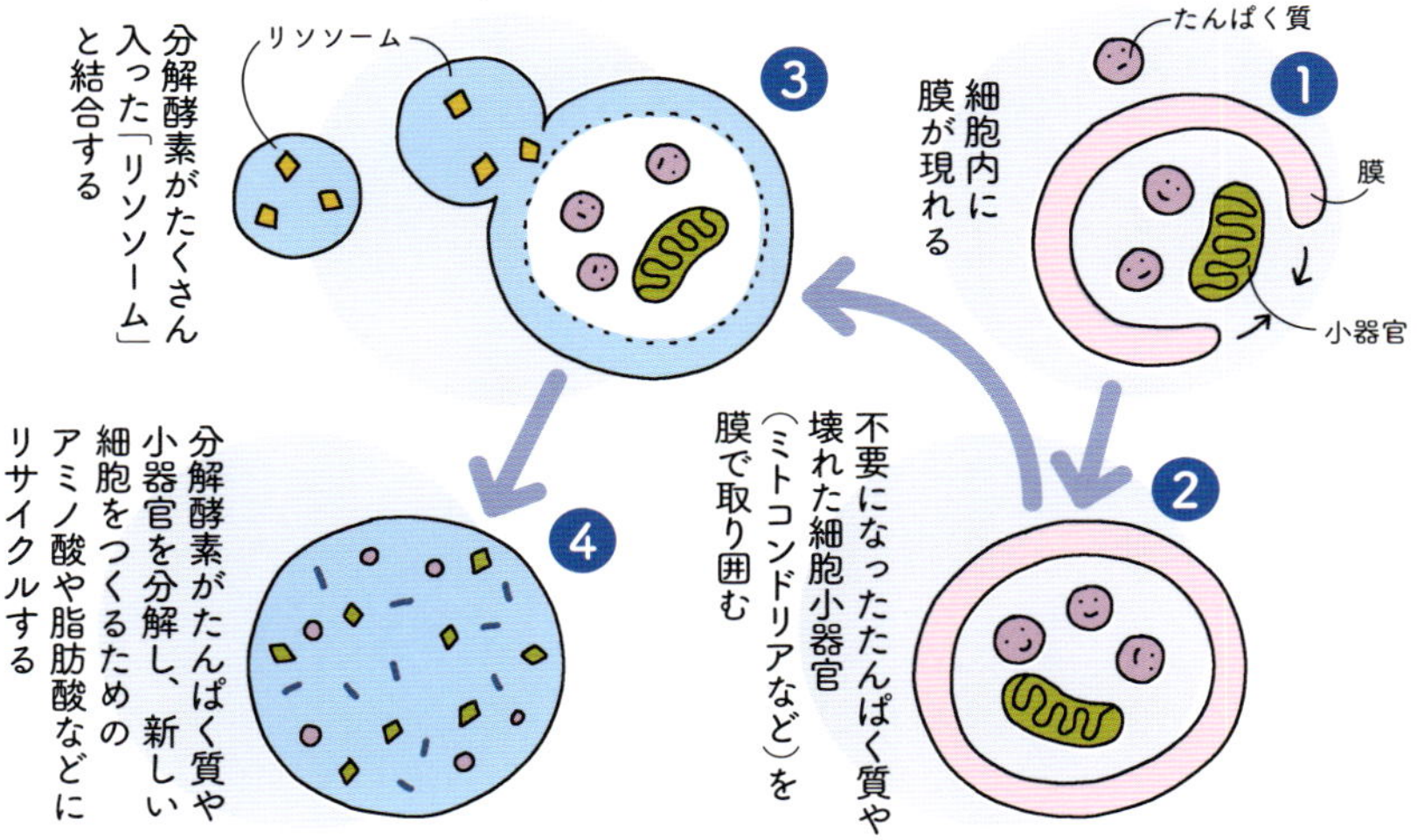
たんぱく質
1
細胞内に膜が現れる
膜
小器官
2
不要になったたんぱく質や壊れた細胞小器官（ミトコンドリアなど）を膜で取り囲む
3
リソソーム
分解酵素がたくさん入った「リソソーム」と結合する
4
分解酵素がたんぱく質や小器官を分解し、新しい細胞をつくるためのアミノ酸や脂肪酸などにリサイクルする

は平均3kg減少し、睡眠の質も改善したという報告があります。

また、別の研究によると、プチ断食を行った参加者は、深い睡眠の時間が増加し、総睡眠時間が延長されたことが報告されています。

プチ断食を実行するときに気をつけるのは、あくまで目的は睡眠改善であることを忘れないことです。

規則正しく起きて朝食をとり、就寝3時間くらい前に夕食をとる生活を続けていれば、自動的にオートファジーは活性化されます。

「和食」「糖質制限食」「DASH食」「地中海食」は、よい睡眠にもおすすめ

太りにくい体をつくる、血圧が上がらないようにする、生活習慣病を予防するなど健康のためによいとされる食事法はいろいろあります。ここで紹介する4つの食事は、どれも睡眠にもよいといわれる食事法です。

1つめは、**「和食」**です。

北海道大学の研究チームは、お米やみそ、納豆などが中心の伝統的和食と健康との関係を調べました。その結果、**お米の摂取量と睡眠の質との間に相関**を認めました。**この相関関係には、みそ汁や緑茶、納豆という典型的な和食の食材が関与している**こともわかりました。

和食にはまた、煮る、蒸す、焼くなどのヘルシーな調理法が多く、揚げる、炒めるという油を使った調理が少ないのも特徴としてあげられます。ただ、和食は塩分が多

くなりがちなので、血圧が高めの人は減塩調味料を使うなどの注意が必要です。

2つめは、**「糖質制限食」**です。

糖尿病の食事療法として知られる糖質制限食ですが、最近は、生活習慣病の予防やダイエットを目的に実践する人が増えています。もちろん、極端に糖質を制限する、たとえば、お米やパンなどの炭水化物は一切食べないというような制限食は、本書でもおすすめしません。

あくまでも、できる範囲での糖質制限です。

ある研究によると、**短期的に実践しても、深い睡眠が増加した**という報告があります。また、別の研究によると、**糖質制限食を継続すると睡眠の質が悪くなることはない**と示されています。

3つめは、**「DASH（ダッシュ）食」**です。

DASH食とは、「Dietary Approaches to Stop Hypertension」（高血圧を食い止める食事方法）の略語で、1990年代にアメリカで提唱された、**高血圧予防・改善**

を目的とした食事方法です。

野菜、果物、魚、ナッツ類の摂取量を増やし、赤身肉や加工肉、精製炭水化物、砂糖、塩分の摂取量を減らすことに重点を置いた食事法です。

血圧を下げる効果はもちろんのこと、ＤＡＳＨ食は不眠症と負の相関がある（ＤＡＳＨ食を続けると不眠の症状が減る）ことが示されています。

4つめは、**「地中海食」**です。

生活習慣病予防の食事法として知られる**地中海食は、ギリシャ、スペイン、イタリアなどの地中海沿岸の国々で伝統的に食べられている食事スタイル**で、豊富な野菜や果物、オリーブオイル、魚介類を中心にした食事です。

欧米の糖尿病学会が推奨する食事法のひとつで、睡眠においても、若い人から高齢者までさまざまな世代の睡眠の改善に効果があることが示されています。

あなたも、どれか1つでも実践してみてはいかがでしょうか。

コラム――②

最近流行の乳酸菌飲料について

睡眠に効果がある乳酸菌飲料が人気です。いちばん有名なヤクルト1000については、深いノンレム睡眠が比較対照のプラセボ（ニセもの）より増えることが、徳島大学の実験によって確かめられています。はっきりしたメカニズムはわかっていませんが、ヤクルト1000に含まれるシロタ株が興奮系の交感神経系の活動を鎮めるので、ストレスが緩和され睡眠の質も改善するという可能性が考えられています。

注意すべきは、乳酸菌飲料に含まれる糖分の影響です。ヤクルト1000の糖分含有量は100㎖あたり14・1gです。大人1日あたりの砂糖摂取量の推奨量は25gまでなので、1本で推奨量の半分以上を摂取してしまうことになります。また、寝る前の糖分摂取は、胃腸を目覚めさせてしまいます。まだ確かめられたわけではありませんが、糖分摂取量を考えると、寝る前よりは朝など日中に飲んだほうがいいと思います。蛇足ながら、肥満や糖尿病のある方は、摂りすぎに注意しましょう。

コラム――③

レタスに含まれる睡眠成分は使える？

レタスに睡眠物質が含まれると聞くと驚くかもしれません。しかしギリシャやローマ時代から、レタスには鎮静効果があると信じられていました。19世紀末には、イギリスの薬局でレタス乳液の乾燥物質が鎮静剤として売られていたそうです。最近では、レタスウォーターが睡眠を誘うというショート動画が人気だそうです。

レタスには、ラクチュコピクリンという物質が含まれています。ラクチュコピクリンには、鎮静作用があることが明らかにされています。しかし問題は分量で、レタスをどれくらい摂取すればどれくらい眠くなるのかを実証したデータはありません。一説には、数百玉などトラックに乗せるくらいの分量が必要だという試算もあります。

しかし、レタスから成分を抽出したオイルやシロップが、睡眠の質をよくすることが示されています。レタスそのものを大量に食べるのはムリでしょうが、今後はこういったサプリメントの人気が出てくるかもしれません。

第4章

100歳まで健康に生きるための眠りのコツ

眠ることにこだわりすぎると、さらに眠れなくなる

睡眠がよくなる食生活について話してきましたが、食生活を改めたからといって、1週間で睡眠ががらりと変わることはなかなかないと思います。世の中にある健康法やダイエット法がそうであるように、**健康を害せずに効果を得る方法というものは、少なからず時間はかかる**ものです。

そして、食生活だけでなく、生活全般を見直すことで、その時間を短縮することができます。第4章では、そのヒントについて話していくことにしましょう。

最初のヒントは、眠ることにこだわりすぎないことです。

あなたは、ベッドや布団に横になってもなかなか寝つけないときはどうしていますか？　夜中に目が覚めて、眠れなくなったときはどうですか？

眠れないときに、無理に眠ろうとして横になっていても眠れないものです。

そんな日が続くと、だんだん「今日も眠れないのかな」とベッドや布団に入った瞬間から不安がよぎるようになります。そして、「ベッドや布団に入ると眠れなくなる」というネガティブな印象が頭に刷り込まれていきます。

こうしたタイプの不眠症を、**「精神生理性不眠」**といいます。**リラックスして体と脳を休めるはずのベッドや布団が、不眠症の生成場所になってしまう現象**です。

睡眠時間にこだわりすぎるのも、精神生理性不眠の原因になります。

第1章で話したように、睡眠は時間より質です。

あなたが日中元気に活動できたときは、たくさん眠れた日の翌日だけでしょうか。そんなことはないと思います。夜更《ふ》かししたり、用事があったりしていつもより睡眠時間が取れなくても、元気に1日過ごせる日はいくらでもあるでしょう。

スウェーデンのストックホルム大学ストレス研究所の調査によると、夜間の睡眠時間は、日中の元気な活動を決める重要因子ではないという報告があります。

ほとんど眠れなかった日の翌日はさすがにバテ気味ですが、少々の寝不足なら元気に乗り切れるものです。

楽しみにしていたコンサートに行く、久々に仲のいい友人と旅行へ出かける、2カ月前から予約していたゴルフへ行くなど、ハイテンションで朝を迎えると、そのまま1日があっという間に過ぎていきます。

長時間眠れない日があっても、大丈夫なのです。1日、2日寝不足が続いても問題ありません。

眠れないときの対策は、シンプルですが**「眠くなったら寝る」**ことです。**眠くならないなら、寝床へは行かないようにすることです。夜中に目が覚めて眠れなくなったら、寝床からいったん離れること**です。寝ようと思って寝床で横になっても、30分経過しても眠れないときは、やはり寝床から離れることです。

そして、やや照明を落とした部屋でリラックスできるような音楽を聴いたり、ノンカフェインの温かい飲み物を飲んだりしましょう。ゆっくりのんびりしていると自然と眠気がやってきます。眠くなったら、寝床に戻りましょう。

眠れないことを意識すると、さらに眠れなくなる

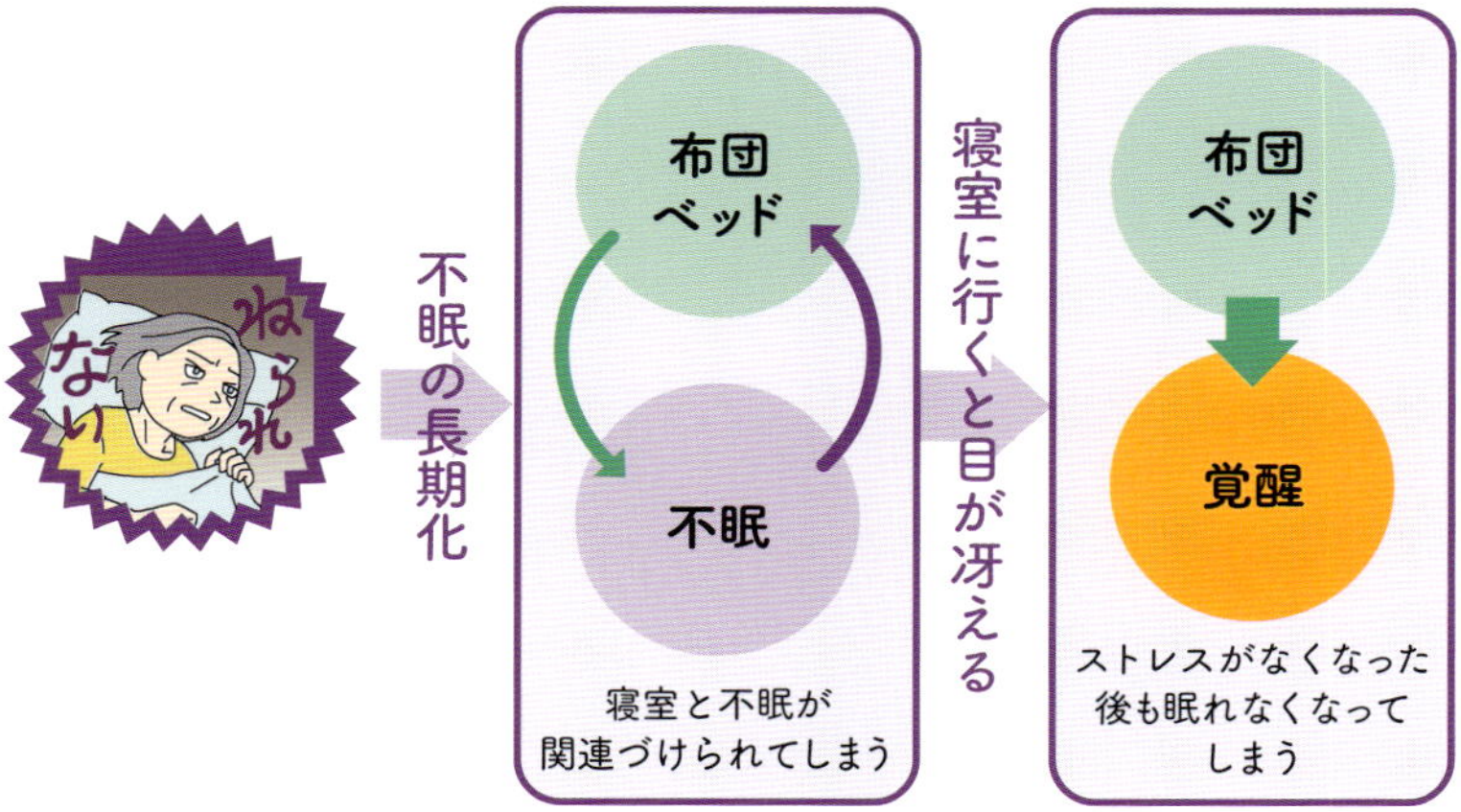

寝床から離れたときに気をつけるのは、熱すぎる飲み物や冷たい飲み物は控えることです。交感神経を刺激して、さらに目が覚めてしまいます。

また、テレビをつけたり、スマホを操作したりするのもＮＧ。光の刺激で、やはり目が覚めてしまうことになります。

眠りの悩みを抱える人は、多かれ少なかれ「眠れないのでは」という不安や恐怖があるものです。簡単ではありませんが、まずその不安を捨ててみましょう。**眠ることにこだわりがなくなれば、案外、眠れるようになるものです。**

午後の決まった時間に20分程度昼寝する

現役をリタイアすると増えるのが、自由に使える時間です。自由だからといってダラダラと過ごしていては、睡眠の質が悪くなるばかりです。よい眠りが朝の光と朝食から始まるように、**ぐっすり眠るための準備は日中の過ごし方にかかっています。**

自由に使える時間をまず活用したいのが、昼寝です。「昼寝をすると夜に眠れなくなりそうだから、昼寝しないようにしています」とか、「毎日、昼寝をしているけどスッキリしないことが多いですね」という人がいらっしゃいますが、そういう人は、上手な昼寝ができていません。

昼寝は、日中のパフォーマンスを上げるだけでなく、夜ぐっすり眠るためにするものです。

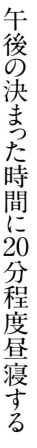

アルバート・アインシュタインやトーマス・エジソン、ウィンストン・チャーチルといった世界の偉人に共通するのは、昼寝です。世界有数の企業も、「パワーナップ(積極的仮眠)」はパフォーマンスアップにつながるとして従業員に昼寝を推奨しています。

午後2時くらいになると、誰でも眠くなります。生体リズムで眠気がくるようになっているからです。そのときに我慢するか、昼寝するか。昼寝をするほうがパフォーマンスアップにつながります。

これは、昼寝研究の世界第一人者であるサラ・メドニック博士が『ネイチャー・ニューロサイエンス』誌に発表した報告です。**昼寝をすると午後の眠気や疲れが取れて、午後を活発に過ごすことができるようになる**のです。

昼間の活動量が増えると体内時計が調整され、夜になると眠くなるリズムが強化されます。また、**昼間に活発に動くと、その疲れを回復するために、深いノンレム睡眠の時間が増える**といいます。

睡眠がよくなる生活のヒントとして昼寝はおすすめですが、**30分以上の長すぎる昼**

昼寝しだいで認知症の発症リスクが変わる!?

2021年　新潟大学の研究

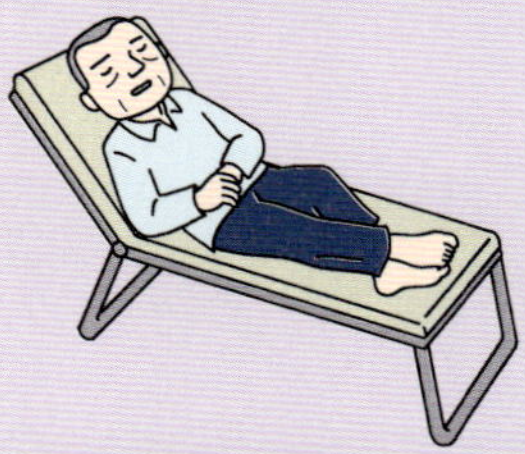

昼寝30分未満の習慣

↓

昼寝しない人に比べ
認知症機能低下リスク**50%**減

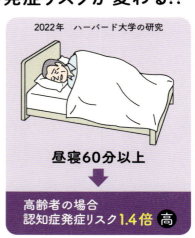

2022年　ハーバード大学の研究

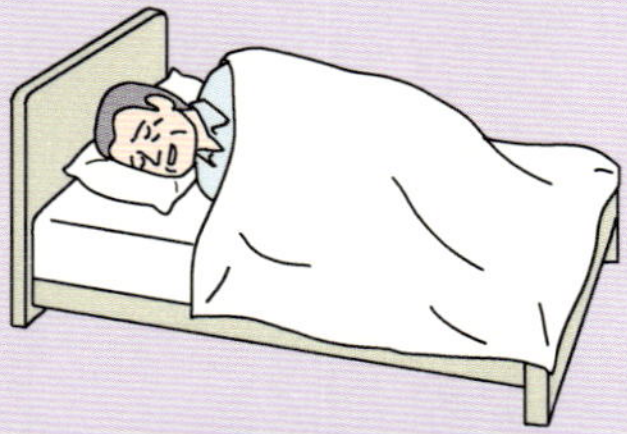

昼寝60分以上

↓

高齢者の場合
認知症発症リスク**1.4倍**高

寝は逆効果になるので要注意です。深いノンレム睡眠に入る前に起きないと、目覚めた後のぼんやり状態が長く続き、パフォーマンスがダウンします。長すぎる昼寝は、夜の睡眠の質を悪くすることになるのです。

また、**長すぎる昼寝は、認知症のリスクを高める**ことにもなります。

新潟大学の研究によると、昼寝30分未満の習慣がある人は、昼寝しない人に比べて認知機能低下のリスクが50％減るといいます。逆に、ハーバード大学の研究によると、昼寝を1日60分以上する高齢者は、アルツハイマー型認知症の発症リスクが60分未満の人と比べると1・4倍になるといいます。

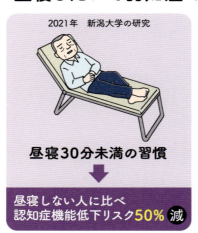

テレビの前で座りすぎはNG。日中は日光を浴びる

自由に使える時間を、テレビの前で座って過ごしている時間に使っていては睡眠がよくなることはありません。

私たちが眠くなるのは、大きく2つのメカニズムが働いています。

1つは、体内時計によって夜になるとメラトニンが分泌《ぶんぴつ》されるからです。

もう1つは、日中に活動することで、脳内にアデノシンが増えていき、「脳が疲れたので休ませてくれ」というシグナルを送るからです。アデノシンは日中にどんどん蓄積されて、夜になるとその量はピークに達します。

日中の活動量は、夜ぐっすり眠るためにとても重要なのです。

そんな昼間に、仕事をしていないからといって、テレビの前に座っているだけの生活はいただけません。それは睡眠にもよくありませんが、そもそも健康を害すること

になるからです。

京都府立医科大学の研究グループが、6万人を超える日本人（男性2万9022人、女性3万5434人）を7年間以上追跡したデータを使って、**日中の座位時間と死亡率の関係を調査した結果によると、生活習慣病の有無にかかわらず、座位時間が長い人は死亡率が高くなる**ことがわかりました。

この調査によると、日中の座位時間が2時間増えるごとに死亡率が15％アップすると報告されています。

生活習慣病を持っている人は、死亡率がさらにアップします。糖尿病が27％、高血圧が20％、脂質異常症が18％アップ。3つの生活習慣病を持っている人は、死亡率がなんと42％もアップするという結果でした。

動かずに座っているだけの生活が体に悪いのはなんとなくイメージできると思いますが、想像以上に健康を損なう生活なのです。日中は、ちょっと散歩にでも出かけてみる。そう心がけるだけで、あなたの健康寿命が大きく変わってきます。

眠くなる2つのしくみ

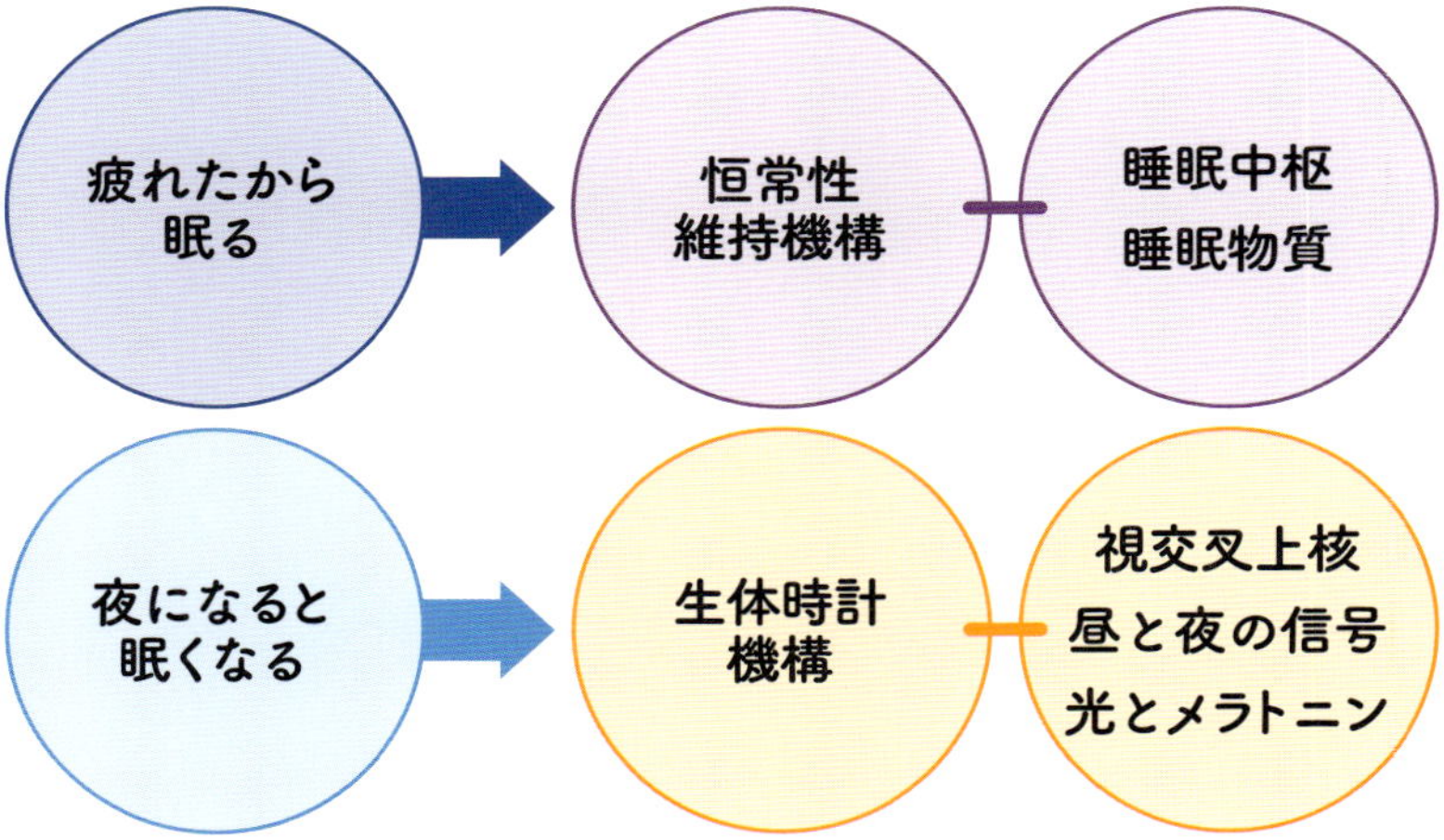

座っている時間が長い人ほど死亡率が高くなる!

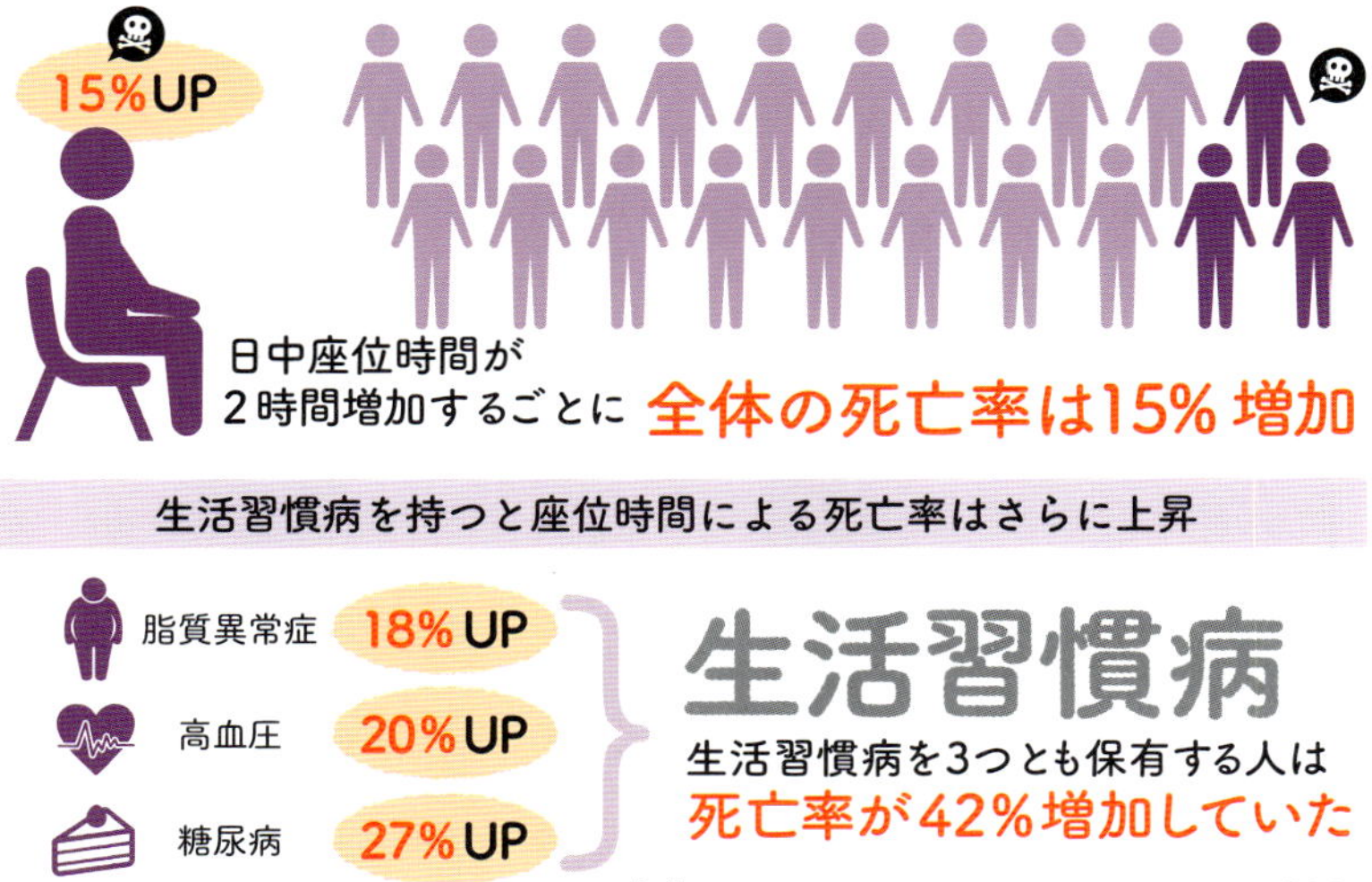

出典：Koyama T et al. J Am Heart Assoc. 2021

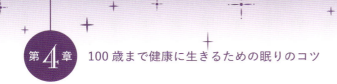

ちょっと息の上がる運動を習慣にする

日中の活動量を上げるために欠かせないのが、運動習慣です。

1997年に健康・体力づくり事業財団が行った、日本の成人3030人を対象に行った調査によると、**運動習慣のない人は、ある人と比べると不眠になる確率が1・3倍**だったといいます。

アイスランドのレイキャビク大学心理学部のエルラ・ビョルンスドッティル氏らの研究グループが行った39～67歳の中年成人4339名（男性2085人、女性2254人）を対象として10年間追跡した調査でも、睡眠における運動習慣の効果が明らかになっています。

この調査によると、週に運動を2回以上、1時間以上している人は、運動習慣がない人と比べて寝つきが悪いと感じることが42％少なく、不眠の症状は22％少なかったといいます。

また、運動習慣のある人は、睡眠を十分に取れている割合が55％多く、睡眠時間が6時間以下と足りていない割合は29％少なかったといいます。

さらに睡眠脳波の研究によると、**運動は総睡眠時間、深いノンレム睡眠の時間を増やし、レム睡眠を少し減少させる**ことがわかっています。

それでは、どれくらいの運動をいつ行うと効果的なのでしょうか。

運動するタイミングから話すと、効果的なのは遅めの夕方から夜です。運動することで体温が上がり、下がってくるときに眠くなるからです。

ただし、夕食との兼ね合いもありますし、寝る前に運動すると交感神経を刺激して眠れなくなる可能性もあります。

私の個人的な意見としては、**運動は眠りにとっていいことですから、自分の時間に合ったタイミングでいい**のではないかと考えています。

運動はやらないより、やったほうが睡眠がよくなるのは間違いありません。継続することが大切なのです。

運動レベルは、**理想はちょっと疲れるくらいの運動**です。
具体的におすすめの運動をあげるとすると、1つは、**ウォーキングと早歩きを約3分間交互に行うインターバル早歩き**です。ウォーキングから始めて約15分歩けば十分です。

もう1つは、**階段の上り下り**です。ひざに痛みのある人にはおすすめしませんが、適度な負荷がかかる運動になります。

いずれか1つを週に2、3回は行うようにしましょう。

もちろん、おすすめの運動を必ず行いましょうというわけではありません。**ストレッチでも、ヨガでもかまいません。まずは、体を動かす習慣をつけることです。**そのためには、**「これなら続けられる」と思える運動を見つけること**です。嫌いなことは続きませんからね。

それから、運動する必要はありませんが、午前中は日光を浴びるようにしてください。体内時計を整えるには大切な朝の習慣です。家のまわりを少し散歩するだけで十分です。

眠りがよくなる、おすすめの運動

①インターバル早歩き

ウォーキングと
早歩きを約3分間
交互に行う。

↓

ウォーキング
から始めて約15分
歩けば十分。

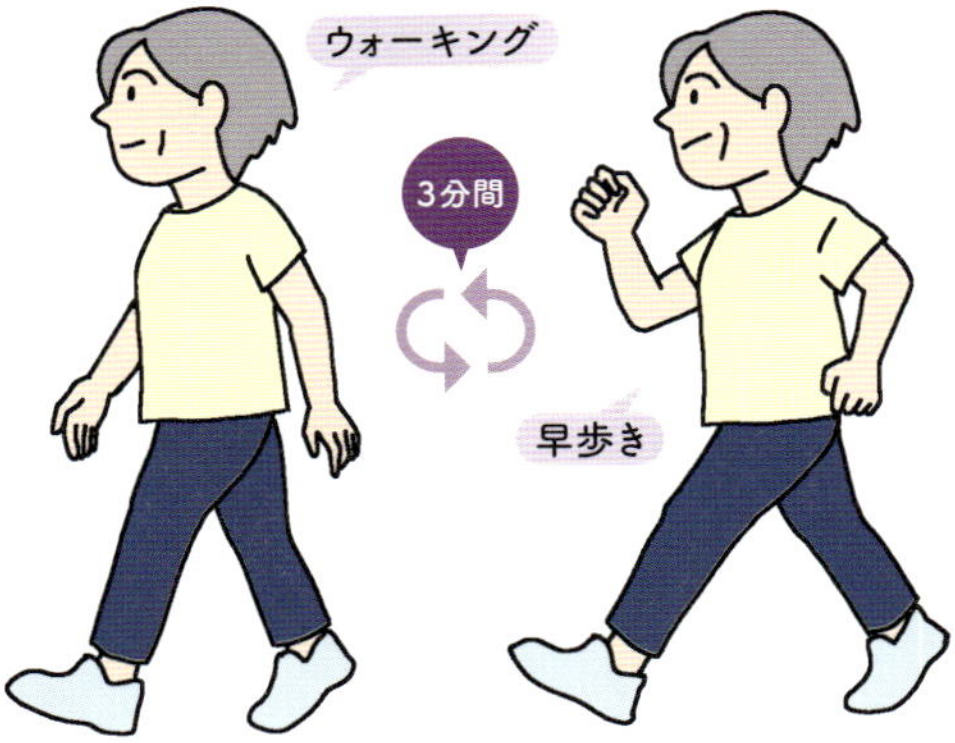

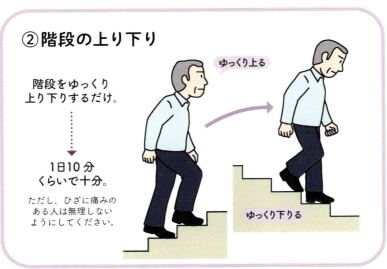

②階段の上り下り

階段をゆっくり
上り下りするだけ。

↓

1日10分
くらいで十分。

ただし、ひざに痛みの
ある人は無理しない
ようにしてください。

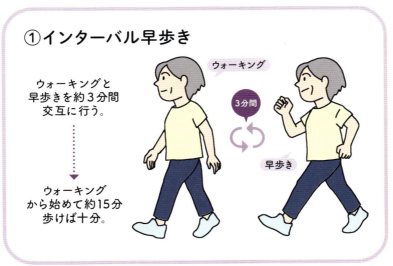

超朝型になりすぎないコツ

高齢になると、朝型になる人がほとんどです。それにはいくつかの理由があります。1つは、**加齢とともに体内時計が前進する**傾向があるからです。2つめは、**加齢とともにメラトニンの分泌《ぶんぴつ》量が減少して、分泌されるタイミングが早まることがある**からです。

3つめは、**深いノンレム睡眠が減少することで眠りが浅くなる**からです。4つめは、**若い頃と比べると昼間の活動量が減る**ことで疲労が少なくなり、必要とする睡眠時間が少なくなるからです。

早寝早起きになるのは悪いことではありませんが、問題なのは、午後7時に寝て、午前3時に起きるような超朝型になることです。

超朝型になると、昼間に眠気に襲われて日中の活動量が減ったり、睡眠不足から免疫機能の低下や心血管系のリスクが増加したりする可能性があります。健康にとって

ほとんどの人が加齢とともに朝型になる

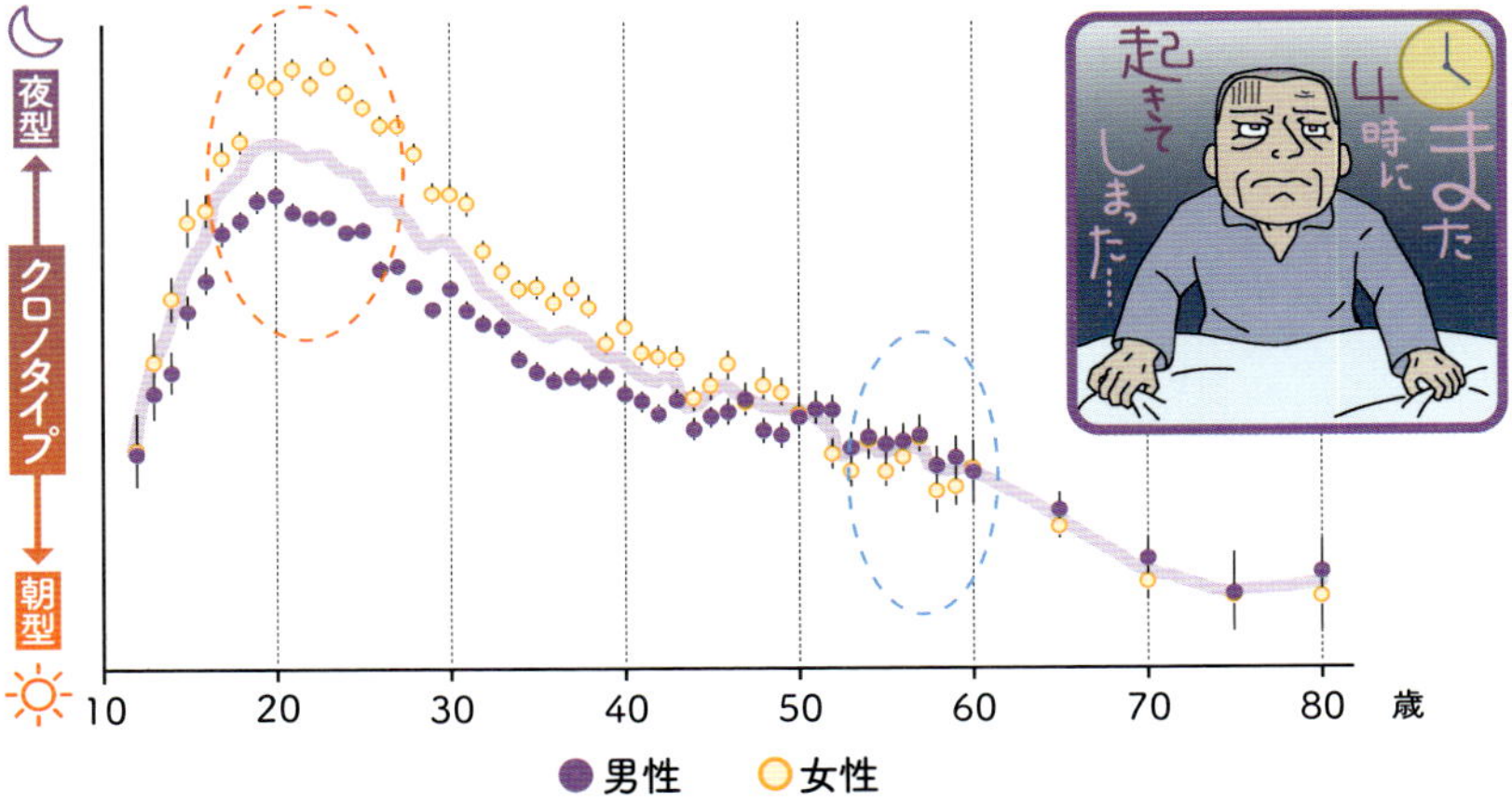

出典：Roenneberg T.et al. Curr Biol.2014

は歓迎すべきことではありません。

超朝型化を回避するには、**早起きしたからといって、早い時間に日光を浴びないこと**です。日光を浴びると体内リズムが前進するため、朝型になっている体内リズムが、さらに前進することになります。

ちょっと起きるのが早くなっているなと気づいたら、夕方以降に日光を浴びるのをおすすめします。

夕食前に散歩するのもいいでしょう。日の光を遅い時間に浴びると体内リズムが後ろに進むため、早くなりすぎているリズムを調整することができます。

孤独は睡眠にとっても最大の敵

超朝型になるデメリットがもう1つあります。

それは、社会的に孤立する可能性があることです。超朝型になると、誰もがまだ寝ている時間から活動を始めます。また、誰もがまだまだ起きている夕方すぎから寝床に入ります。

ほかの人との活動時間がズレると、家族や友人とのコミュニケーションや交流が減り、孤立を感じやすくなります。

孤独と睡眠の質の間には密接な関係があり、孤立感が強まると睡眠が乱れやすくなることが研究でも示されています。

孤独が睡眠に悪い影響を与える理由は次のようなことが考えられます。

1つは、**ストレスの増加**です。

孤立感からストレスが増えると、交感神経を刺激するストレスホルモンのレベルが上昇し、寝つきが悪くなったり、眠りが浅くなったりします。

もう1つは、**不安感の増加**です。

よく眠れない人の多くは、少なからず眠れないことに不安や恐怖を感じています。孤独になると不安感が増すため、その不安や恐怖がさらに強くなり、リラックスして眠ることが難しくなる可能性があります。

寝つきが悪くなるだけでなく、夜中に何度も目が覚めることが多くなり、日中も眠気に襲われて活動的でなくなり、結果的に睡眠が悪くなるからです。

そもそも**孤独は、健康にとってもよくありません。**

孤独が長期化すると免疫機能が低下し、あらゆる病気の引き金となる体内の炎症を引き起こす可能性があります。また、社会からの孤立は認知症の発症リスクを高めることにもなります。

一人で部屋に閉じこもらず、社会的なつながりを維持することは、睡眠にとっても、健康にとっても、とても大事なことなのです。

寝つく90分前にぬるめのお風呂に入る

ぐっすり眠るためにはお風呂を活用するのもおすすめです。

「寝る前にぬるめのお風呂に入ると眠りやすくなる」ということはよくいわれますが、事実、寝つく90分前くらいにぬるめのお風呂に入ると寝つきがよくなります。

私たちの体温は1日のうちで変動しています。通常、夜になると自然に低下し、朝になると上昇します。この体温調節も体内時計でコントロールされています。

夜になると体温が低くなるのは、そうすることで体がリラックスし、眠りに入りやすくなるからです。逆に体温が高いと体は起きている（覚醒《かくせい》）状態を維持しようとするため、寝つきが悪くなります。

ここでいう体温とは、深部体温のことです。

深部体温とは、体の中心の深い部分の体温のことで、脳や臓器などが正しく働ける

ように、外部環境にかかわらず一定に保たれています。

私たちが自宅にある一般的な体温計で測るのは、皮膚体温です。深部体温は、皮膚体温より0・5〜1℃ほど高く、37℃前後に保たれているといいます。

この**深部体温を意図的に下げる方法が、ぬるめのお風呂**です。

ぬるめのお風呂に入って体温を少しずつ上げていくと、体温を一定に保とうとするメカニズムが働き、脳から体温を戻しなさいという指令が出ます。すると、体の表面から熱が発散されて、上がった反動で一気に下がります。

ここで訪れるのが、眠気です。

もちろん、入浴しなくても夜になると体温は下がりますが、その下がり方はゆるやかなものになります。

寝る90分前くらいがいいのは、ぬるめとはいえお風呂に入ると血流がよくなり、交感神経を刺激するため、すぐに眠れる状態ではないからです。

ぐっすり眠るには、体温が下がり始める頃に寝床に入るのがベストです。

お風呂は熱いほうが好きという人もいるでしょうが、眠るための入浴にはおすすめしません。というのは、**熱いと交感神経を刺激しすぎて、リラックス状態になるまでに時間がかかる**からです。

逆にぬるすぎるのもどうかと思います。体が冷えるとやはり眠れなくなります。湯温は、夏なら38~40℃、冬なら40~41℃くらいになるでしょうか。もちろん個人差があるので、この温度にあまりこだわる必要はありません。

最近は、お風呂ではなくシャワーで済ませる人も多いですが、**ぐっすり眠りたいなら、バスタブに湯をはって入浴することをおすすめします。**

温かいシャワーを浴びると皮膚の表面が温められ、体の表面温度は上がりますが、深部体温が上がるまでには時間がかかります。長い時間浴びると深部体温が上がることも考えられますが、そもそも手短に済ませたいからシャワーを選んでいるのでしょうから、長時間シャワーを浴びる人はほとんどいないのではないでしょうか。

お風呂に入った後に注意するのは、湯冷めしないようにすることです。

入浴すると寝つきがよくなる理由

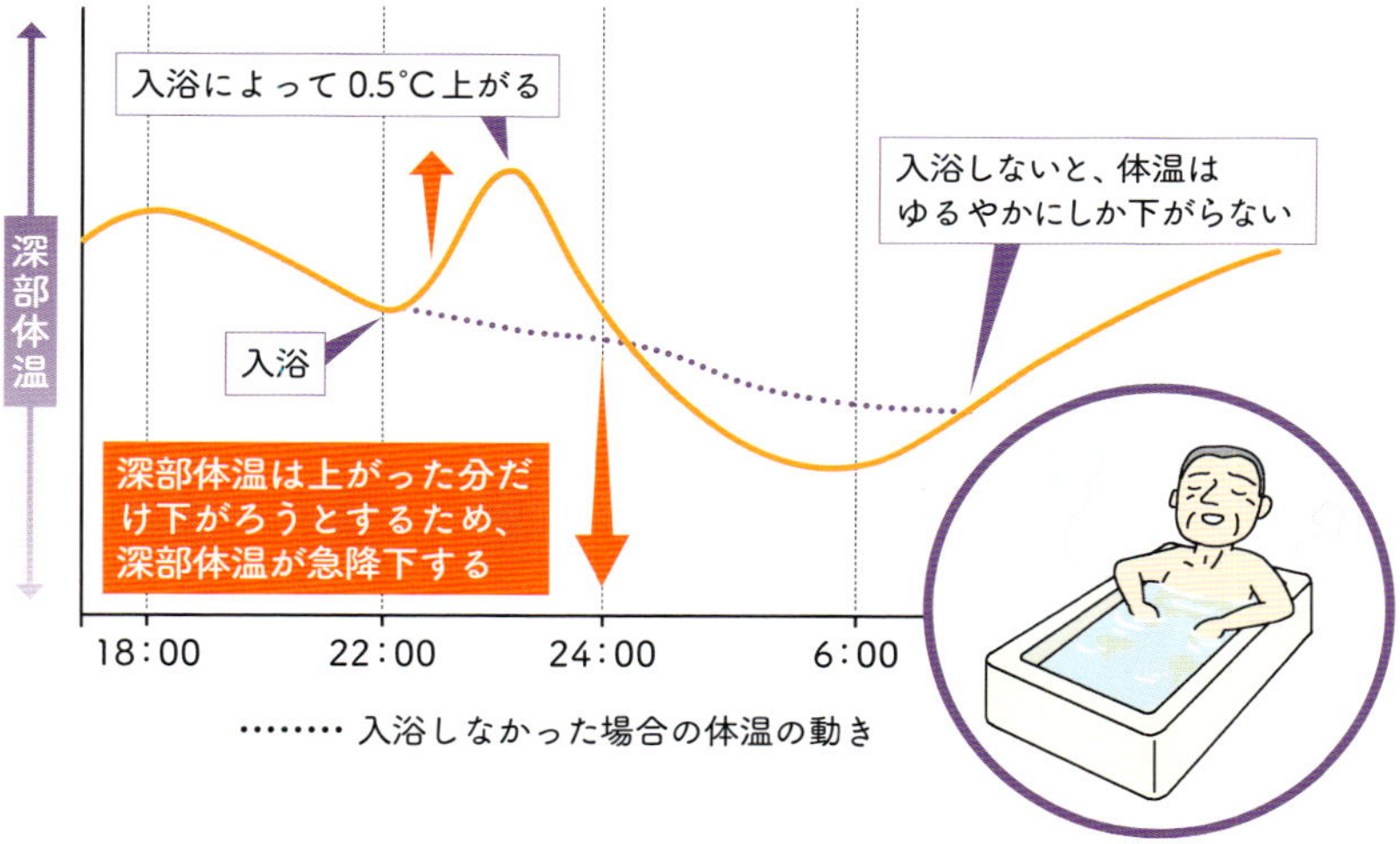

体温が下がると眠くなりますが、湯冷めによって体温が急激に下がると、交感神経を刺激して逆に眠れなくなる可能性があるからです。

湯冷めを防ぐには、寝室の温度を適切に保っておくことです。快適な温度は、18～22℃が推奨されています。

入浴後はタオルでしっかり水分をふき取り、すぐに温かいパジャマを着るのはもちろんのこと、ハーブティーや白湯などのノンカフェインの温かい飲み物を飲むのもいいでしょう。湯冷めしなければ、心地よく眠りに入れるはずです。

睡眠薬を上手に活用するための正しい知識

読者の皆さんのなかには、かかりつけの医師に睡眠の相談をされたことがある人もいるかもしれません。そして、睡眠薬を処方してもらったことがある人もいるのではないでしょうか。

睡眠薬を常用するのはおすすめしませんが、睡眠の改善のために活用するのは悪いことではないと考えています。それで、ぐっすり眠れて、眠りに対する不安がなくなるのであれば有効な方法です。私も患者さんに処方することがよくあります。

医療機関で処方される睡眠薬で多いのは、ベンゾジアゼピン系、もしくは非ベンゾジアゼピン系という種類の睡眠薬です。

脳にあるGABA《ギャバ》というレセプターに働きかけて眠りを促す睡眠薬で、作用時間（薬が体から分解・排出されるまでの時間）によって、超短時間型、短時間型、長時間型、超長時間型の4種類に分類されます。

ほとんどのベンゾジアゼピン系、非ベンゾジアゼピン系の睡眠薬は、浅いノンレム睡眠の時間を増やすことになるため、どうしても眠りは浅くなります。

ベンゾジアゼピン系や非ベンゾジアゼピン系は昔から使われている睡眠薬で、確かに眠れる薬です。

不安が強いタイプの不眠には、効果があると思います。しかし現代の睡眠医学での主流は、これからお話しするオレキシン受容体遮断《しゃだん》薬です。

私が積極的に処方しているのは、ここ数年で開発されてきたオレキシン受容体遮断薬とメラトニン受容体刺激薬という、新しいタイプの睡眠薬です。

オレキシン受容体遮断薬とは、オレキシンという覚醒《かくせい》を促進する神経伝達物質の働きをおさえることで、睡眠を促進します。メラトニン受容体刺激薬は、メラトニンを分泌《ぶんぴつ》する機能に働きかけて、やはり睡眠を促します。

2つに共通しているのは、依存性が低く、睡眠の構成を変えることなく眠りを促す

という点です。

睡眠薬のヘビーユーザーになっている人たちの悩みは、薬を減らしたくても減らせない、止めたくても止められないという現状です。**依存性の低い薬なら、眠りを維持しながら、薬に頼らない生活を目指すことができます。**

オレキシン受容体遮断薬に関していうと、最近の研究で、アルツハイマー型認知症の原因とされるアミロイドβ《ベータ》を減らす効果があることもわかってきました。高齢者にとっては朗報です。

睡眠のための薬には、睡眠薬のほかに、うつ病で眠れない人のために処方される抗うつ薬もあります。

また、統合失調症や双極性障害に主に使われる非定型抗精神病薬も睡眠に効果があることがわかっています。

いずれにしても、**睡眠薬を使用するときは、かかりつけの医師や専門医に相談の上、自分の状態に合った薬を選ぶことが大切**です。

睡眠薬には安全なものとそうでないものがある!

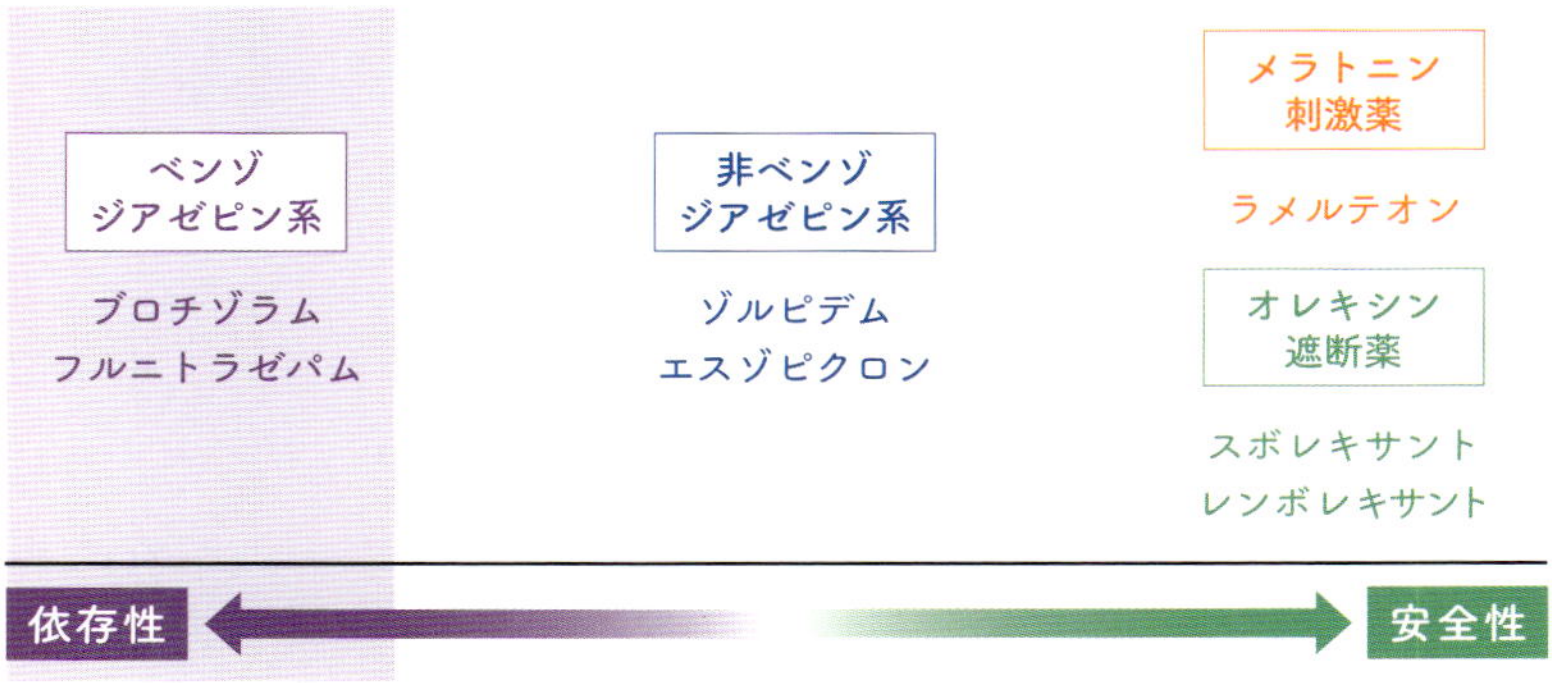

ただし、何度もいうようですが、もし使うことになったら、新しいタイプの睡眠薬をおすすめします。医師に「眠れない」と相談すると、比較的簡単に睡眠薬を処方してもらえます。だからこそ、注意してほしいのです。

睡眠薬を飲むと眠れるのは確かですが、飲み続けるものではないからです。

もちろん、睡眠薬に頼らないのが理想です。そのためにも生活を見直し、本書で紹介する食事をはじめとした睡眠がよくなる生活に改めていくことです。

それだけでも、あなたの睡眠は十分に改善するはずです。

お手軽だからこそ気をつけたい「睡眠導入剤」

睡眠薬は医師に相談するというハードルがありますが、もっと手軽に手に入れられるのが、ドラッグストアや薬局などで買える「睡眠導入剤」です。読者の皆さんなかには、飲んだことがある人や常用している人もいるのではないでしょうか。

市販されている睡眠導入剤の多くは、抗ヒスタミン剤（ジフェンヒドラミン、ドキシラミンなど）が主成分です。ヒスタミンという神経伝達物質の働きをおさえることで眠りを促します。

「医師に相談するほどでもないが、ちょっと眠れないなあ」という軽い不眠症状や、海外旅行のときの時差ぼけなどには効果を期待できます。

市販されている薬は、ほかの病気やケガなどと同じように症状を和らげるために一時的に服用するものであり、長期間服用するものではありません。長期間服用すると、そこにはやはりリスクがあります。

特に高齢者の場合は、睡眠導入剤を服用するときは、いくつかの注意点があります。

1つは、**年を取ると、薬の代謝や排泄《はいせつ》が悪くなるため、眠気が長時間続くことがある**ことです。ボーッとしたり、ふらついたりすると、転倒のリスクが高まります。転倒からの骨折は、介護が必要になる原因の第4位です。

もう1つは、**高齢になると複数の薬を服用していることが多くなるため、睡眠導入剤と相互作用を起こして予期せぬ副作用を起こすことがある**ことです。手軽に手に入るからこそ気をつけたいところです。

また、認知症につながる記憶障害を引き起こしたり、高血圧、心臓病、呼吸器疾《しっ》患《かん》、腎臓《じんぞう》病などの慢性疾患を持つ人は症状を悪化させたりする可能性があります。

高齢の場合は、眠れないときは、まず、かかりつけの医師に相談することです。睡眠導入剤を服用するのは、それからでも遅くありません。

眠りに効く漢方薬もある

私は、軽い一時的な不眠で、市販の睡眠薬やオレキシン受容体遮断《しゃだん》薬など睡眠薬を試すほどではない場合に、漢方薬をすすめることがよくあります。

私が患者さんに最初に処方することが多いのは、「抑肝散《よくかんさん》」です。**抑肝散は、不安や恐怖、怒りなどの精神的な興奮状態を鎮める効果のある薬で、リラックスすることで自然な眠りを促します。**抑肝散の主な成分の1つである「柴胡《さいこ》」という生薬は、脳の中枢神経に作用し、その働きをおさえることで、寝つきを助ける効果があることがわかっています。

東京慈恵会医科大学の研究では、不眠症と診断された患者に抑肝散を1週間服用してもらい、その効果を調べました。その結果、抑肝散の服用後は睡眠の不安定さが低下したことがわかりました。

また、この研究では、抑肝散に副作用がないことも確認されたといいます。

私がもう1つ、おすすめしているのは、抑肝散に陳皮《ちんぴ》と半夏《はんげ》という生薬を加えた**「抑肝散加陳皮半夏《よくかんさんかちんぴはんげ》」**という漢方薬です。

陳皮には、消化不良や腹部の不快感が原因の不眠に対して効果が期待されます。半夏には、神経の緊張を和らげる効果があります。この2つの効果が加わることで、さらに睡眠の改善につながると考えています。

抑肝散、抑肝散加陳皮半夏以外にも、眠りに効果がある漢方薬としては、**「酸棗仁湯《さんそうにんとう》」**、**「柴胡加竜骨牡蛎湯《さいこかりゅうこつぼれいとう》」**、**「桂枝加竜骨牡蛎湯《けいしかりゅうこつぼれいとう》」**、**「温胆湯《うんたんとう》」**などがあります。

漢方薬は眠気などの副作用が少ないのが特徴ですが、肝障害や血圧上昇などの有害作用もないわけではありません。特に**ほかの薬を服用している場合は、かかりつけの医師に相談してから服用する**ようにしてください。

眠りにも悪い喫煙。喫煙者でも眠れる人はニコチン依存症

さまざまな病気との関連性が指摘されている喫煙習慣は、睡眠にとっても悪い習慣といえます。

タバコに含まれるニコチンという成分が睡眠に悪い影響を与えることは、いろいろな研究からも明らかになってきています。

ある研究によると、**ニコチンを摂ると寝つきが悪くなり、睡眠の分断を増加させ、睡眠効率を低下させる**という報告があります。また、別の研究によると、**就寝前4時間以内にニコチンを摂ると、夜中に目覚める回数が増える**と報告されています。

「タバコを吸っても眠れる」という人は、もはやニコチン依存症。脳がニコチンに依存する体質になっている可能性があります。

ぐっすり眠りたいなら、タバコはやめるのがいちばんです。

ただし、ニコチンへの依存が強くなっている人は、やめると離脱症状が現れるので注意が必要です。無理に禁煙すると、落ち着かなくなって、逆に眠れなくなる可能性があります。

禁煙するなら、禁煙外来をおすすめします。

禁煙に自信のない人や過去に何度も禁煙に失敗した経験がある人は、おそらく禁煙外来でなければやめるのは難しいと思います。禁煙外来での成功率は、約5割といわれています。

離脱症状のピークは2、3日くらいで、症状が消えるまで長い人は4週間くらいといいます。ここを乗り越えるのは、喫煙習慣が長い人ほど難しいものです。自分ひとりで頑張らず、専門家にお願いしましょう。

ちなみに、健康を理由に紙巻きタバコから電子タバコへ移行する人たちが増えていますが、今のところ健康リスクが低くなるという保証はありません。睡眠にとっても、プラスに働くとは考えられません。

おわりに

睡眠の老化は誰にでも起こることです。
眠りが浅くなって熟睡感が得られないことがあったり、
夜中に目が覚めることが増えてきたり、
朝早く目が覚めるようになったりなどといった症状は、
年を取ると、多かれ少なかれ誰にでも現れるようになります。

まず、この事実を受け入れてみてください。
ぐっすり眠れないこともあるよね、夜中に起きることもあるよね、
日が昇らないうちに目が覚めることもあるよね、と受け止めるだけで、
眠れないことに対する不安が小さくなります。

そして、本書で紹介した睡眠がよくなる生活を試してみてください。
ぐっすり眠れた日が続いたり、
夜中に目が覚めない日が続いたりすると、
眠りに対する不安は、さらに小さくなります。

睡眠の悩みが続くと、心や体がどんどん悪くなっていくのは、
眠れないことに対する不安が雪だるま式に大きくなるからです。
食い止めるには、**少しでも「眠れた」「休めた」という感覚を得る**ことです。
そのためにも、
今日から睡眠がよくなる食事を始めてみてはいかがでしょうか。

西多昌規

※Iwakura N, Fujiwara Y, Shiba M et al. Characteristics of Sleep Disturbances in Patients with Gastroesophageal Reflux Disease. Intern Med. 2016;55(12):1511-7.

第3章

※Saidi O, Rochette E, Dambel L et al. Chrono-nutrition and sleep: lessons from the temporal feature of eating patterns in human studies - A systematic scoping review. Sleep Med Rev. 2024;76:101953.

※『食べる時間でこんなに変わる 時間栄養学入門 体内時計が左右する肥満、老化、生活習慣病』（柴田重信） 講談社ブルーバックス. 2021年8月

※Fukushige H, Fukuda Y, Tanaka M et al. Effects of tryptophan-rich breakfast and light exposure during the daytime on melatonin secretion at night. J Physiol Anthropol. 2014;33(1):33.

※Nilsson AC, Ostman EM, Holst JJ et al. Including indigestible carbohydrates in the evening meal of healthy subjects improves glucose tolerance, lowers inflammatory markers, and increases satiety after a subsequent standardized breakfast. J Nutr. 2008;138(4):732-9.

※Regmi P, Heilbronn LK. Time-Restricted Eating: Benefits, Mechanisms, and Challenges in Translation. iScience. 2020;23(6):101161.

※Koga M, Toyomaki A, Miyazaki A et al. Mediators of the effects of rice intake on health in individuals consuming a traditional Japanese diet centered on rice. PLoS One. 2017;12(10):e0185816.

※Shiraseb F, Mirzababaei A, Daneshzad E et al. The association of dietary approaches to stop hypertension (DASH) and Mediterranean diet with mental health, sleep quality and chronotype in women with overweight and obesity: a cross-sectional study. Eat Weight Disord. 2023;28(1):57.

第4章

※Mednick S, Nakayama K, Stickgold R. Sleep-dependent learning: a nap is as good as a night. Nat Neurosci. 2003;6(7):697-8.

※Kitamura K, Watanabe Y, Nakamura K et al. Short daytime napping reduces the risk of cognitive decline in community-dwelling older adults: a 5-year longitudinal study. BMC Geriatr. 2021;21(1):474.

※Li P, Gao L, Yu L et al. Daytime napping and Alzheimer's dementia: A potential bidirectional relationship. Alzheimers Dement. 2023;19(1):158-168.

※Koyama T, Ozaki E, Kuriyama N et al. Japan Multi - Institutional Collaborative Cohort (J - MICC) Study Group. Effect of Underlying Cardiometabolic Diseases on the Association Between Sedentary Time and All-Cause Mortality in a Large Japanese Population: A Cohort Analysis Based on the J-MICC Study. J Am Heart Assoc. 2021;10(13):e018293.

※Bjornsdottir E, Thorarinsdottir EH, Lindberg E et al. Association between physical activity over a 10-year period and current insomnia symptoms, sleep duration and daytime sleepiness: a European population-based study. BMJ Open. 2024;14(3):e067197.

※Ozone M, Yagi, T, Chiba S. et al. Effect of yokukansan on psychophysiological insomnia evaluated using cyclic alternating pattern as an objective marker of sleep instability. Sleep Biol. Rhythms. 2012; 10, 157–160.

※Jaehne A, Loessl B, Bárkai Z et al. Effects of nicotine on sleep during consumption, withdrawal and replacement therapy. Sleep Med Rev. 2009;13(5):363-77.

コラム

※Yamamura S, Morishima H, Kumano-go T et al. Eur J Clin Nutr. 2009 ;63(1):100-5.

Kitano N, Tsunoda K, Tsuji T et al. BMC Geriatr. 2014;14:118.

※Takada M, Nishida K, Gondo Y et al. Benef Microbes. 2017;8(2):153-162.

※Yakoot M, Helmy S, Fawal K. Int J Gen Med. 2011;4:451-6.Mosavat SH, Mirzaei HR, Mofid B et al. J Complement Integr Med. 2021;19(4):999-1005.

参考文献

第1章

※Ohayon MM, Carskadon MA, Guilleminault C et al. Meta-analysis of quantitative sleep parameters from childhood to old age in healthy individuals: developing normative sleep values across the human lifespan. Sleep. 2004;27(7):1255-73.

※Gangwisch JE, Malaspina D, Boden-Albala B, et al. Inadequate sleep as a risk factor for obesity: analyses of the NHANES I. Sleep. 2005(10):1289-96.

※Knutson KL, Van Cauter E, Rathouz PJ, et al. Association between sleep and blood pressure in midlife: the CARDIA sleep study. Arch Intern Med. 2009;169(11):1055-61.

※Prather AA, Janicki-Deverts D, Hall MH et al. Behaviorally Assessed Sleep and Susceptibility to the Common Cold. Sleep. 2015;38(9):1353-9.

※Xie L, Kang H, Xu Q et al. Sleep drives metabolite clearance from the adult brain. Science. 2013;342(6156):373-7.

第2章

※Sutanto CN, Loh WW, Kim JE. The impact of tryptophan supplementation on sleep quality: a systematic review, meta-analysis, and meta-regression. Nutr Rev. 2022;80(2):306-316.

※Losso JN, Finley JW, Karki N et al. Pilot Study of the Tart Cherry Juice for the Treatment of Insomnia and Investigation of Mechanisms. Am J Ther. 2018;25(2):e194-e201.

※Kanon AP, Giezenaar C, Roy NC et al. Acute effects of fresh versus dried Hayward green kiwifruit on sleep quality, mood, and sleep-related urinary metabolites in healthy young men with good and poor sleep quality. Front Nutr. 2023;10:1079609.

※Murphy RA, Devarshi PP, Mun JG et al. Association of omega-3 levels and sleep in US adults, National Health and Nutrition Examination Survey, 2011-2012. Sleep Health. 2022:294-297.

※Murphy RA, Devarshi PP, Mun JG, et al. Association of omega-3 levels and sleep in US adults, National Health and Nutrition Examination Survey, 2011-2012. Sleep Health. 2022;8(3):294-297.

※Yokoi-Shimizu K, Yanagimoto K, Hayamizu K. Effect of Docosahexaenoic Acid and Eicosapentaenoic Acid Supplementation on Sleep Quality in Healthy Subjects: A Randomized, Double-Blinded, Placebo-Controlled Trial. Nutrients. 2022;14(19):4136.

※Montgomery P, Burton JR, Sewell RP et al. Fatty acids and sleep in UK children: subjective and pilot objective sleep results from the DOLAB study--a randomized controlled trial. J Sleep Res. 2014;23(4):364-88.

※Gao Q, Kou T, Zhuang B et al. The Association between Vitamin D Deficiency and Sleep Disorders: A Systematic Review and Meta-Analysis. Nutrients. 2018;10(10):1395.

※Kimura K, Ozeki M, Juneja LR et al. L-Theanine reduces psychological and physiological stress responses. Biol Psychol. 2007;74(1):39-45.

※Ito Y, Takahashi S, Shen M et al. Effects of L-serine ingestion on human sleep. Springerplus. 2014;3:456.

※Fukuda T, Haraguchi A, Takahashi M et al. A randomized, double-blind and placebo-controlled crossover trial on the effect of l-ornithine ingestion on the human circadian clock. Chronobiol Int. 2018;35(10):1445-1455.

※Yamadera W, Inagawa K, Chiba S et al. Glycine ingestion improves subjective sleep quality in human volunteers, correlating with polysomnographic changes. Sleep Biol Rhythms. 2007;5:126-131.

※Rattanatantikul T, Maiprasert M, Sugkraroek P et al. Efficacy and Safety of Nutraceutical on Menopausal Symptoms in Post-Menopausal Women: A Randomized, Double-Blind, Placebo-Controlled Clinical Trial. J Diet Suppl. 2022;19(2):168-183.

※Drapeau C, Hamel-Hébert I, Robillard R et al. Challenging sleep in aging: the effects of 200 mg of caffeine during the evening in young and middle-aged moderate caffeine consumers. J Sleep Res. 2006;15(2):133-41.

著者紹介

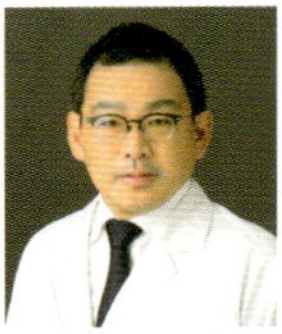

西多 昌規（にしだ・まさき）

精神科医
早稲田大学教授
早稲田大学睡眠研究所所長

1970年、石川県生まれ。東京医科歯科大学卒業。国立精神・神経医療研究センター病院、ハーバード大学客員研究員、自治医科大学講師、スタンフォード大学客員講師などを経て、早稲田大学スポーツ科学学術院教授。
日本精神神経学会精神科専門医、日本睡眠学会総合専門医、日本スポーツ協会公認スポーツドクターなど。専門は睡眠医学、精神医学、身体運動とメンタルヘルス、アスリートのメンタルケア。

毎朝の目覚めがスッキリする
熟睡できる ぐっすり眠れる 食べ方大全

2024年11月12日　第1刷発行

著　　者　西多昌規

編 集 人　辺土名 悟
編　　集　わかさ出版
編集協力　洗川俊一
装　　丁　下村成子
本文デザイン　ドットスタジオ／G-clef
イラスト　石玉サコ
校　　正　東京出版サービスセンター／荒井よし子
発 行 人　山本周嗣
発 行 所　株式会社文響社
ホームページ　https://bunkyosha.com
メール　info@bunkyosha.com
印刷・製本　株式会社光邦

ISBN978-4-86651-847-3